灾难流行病学理论与实践

曹春霞　樊毫军　主编

U0229339

人民卫生出版社
·北京·

图书在版编目（CIP）数据

灾难流行病学理论与实践 / 曹春霞，樊毫军主编
. —北京：人民卫生出版社，2023.9
ISBN 978-7-117-35214-7

Ⅰ.①灾… Ⅱ.①曹… ②樊… Ⅲ.①灾害–流行病
学–研究 Ⅳ.①R18

中国国家版本馆CIP数据核字（2023）第169902号

人卫智网	www.ipmph.com	医学教育、学术、考试、健康，购书智慧智能综合服务平台
人卫官网	www.pmph.com	人卫官方资讯发布平台

灾难流行病学理论与实践
Zainan Liuxingbingxue Lilun yu Shijian

主　　编：曹春霞　樊毫军
出版发行：人民卫生出版社（中继线 010-59780011）
地　　址：北京市朝阳区潘家园南里 19 号
邮　　编：100021
E - mail：pmph @ pmph.com
购书热线：010-59787592　010-59787584　010-65264830
印　　刷：北京顶佳世纪印刷有限公司
经　　销：新华书店
开　　本：710×1000　1/16　　印张：15
字　　数：253 千字
版　　次：2023 年 9 月第 1 版
印　　次：2023 年 10 月第 1 次印刷
标准书号：ISBN 978-7-117-35214-7
定　　价：59.00 元
打击盗版举报电话：010-59787491　E-mail：WQ @ pmph.com
质量问题联系电话：010-59787234　E-mail：zhiliang @ pmph.com
数字融合服务电话：4001118166　　E-mail：zengzhi @ pmph.com

编写委员会

主　　审　侯世科
主　　编　曹春霞　樊毫军
副 主 编　张必科　平智广　张永忠
编　　者　（以姓氏笔画为序）

平智广　刘　涛　刘正坤　闫翔宇
李　季　李　悦　杨　召　吴翠艳
张必科　张永忠　陈伏生　梅自寒
曹春霞　董文龙　樊毫军

编写秘书　李　悦　刘　涛

前言

20 世纪以来，随着工业化、城市化和现代化进程的不断加快，重大自然灾害和事故灾难多发频发，多种致灾因素复合叠加，孕灾环境不断发生变化，国家间依存度迅速提高，各类灾难事件造成大量的人员伤亡和经济损失，严重威胁着人类的健康。

灾难医学是一门独立的、多学科相互交叉渗透的新兴学科，其目标是及时解决由灾难导致的健康问题，为实现这一目标，基于流行病学的方法和技术被广泛应用到此领域，灾难事件中使用流行病学方法和技术有助于识别弱势群体，量化与灾难相关的伤亡，确定灾难事件对健康直接与间接影响，并为干预措施的决策、救援资源的分配和能力恢复建设的规划提供科学信息。随着流行病学方法在灾难场景中的应用，"灾难流行病学"应运而生，它从突发事件的健康风险研究开始，逐步发展成为流行病学的一个分支。

21 世纪以来，灾难医学领域开展了大量卓有成效的研究，但也不断面临医学救援问题的新挑战。2020 年，天津大学获批新增救援医学硕士学位授权点。救援医学是交叉学科，该硕士学位授权点是根据科学技术发展前沿趋势和经济社会发展需求而建立的，是天津大学探索设置的第一个目录外的新兴交叉学科学位授权点，也是全国首个获批的救援医学交叉学科学位授权点。救援医学不同于传统的急救医学，它是研究在灾难条件下进行医学救援的科学规律、方式、方法及组织的一门学科，是研究如何"科学救援、挽救伤残"的新兴交叉学科，涉及灾难救援的各个方面、各个阶段。聚焦国家应对重大突发事件需求，救援医学硕士研究生以培养灾难医学高层次专业人才为目标。作为未来的灾难医学精英，除了掌握扎实的专业知识和技能，具有灾难医学研究的思维和能力也应成为必备的素质，由此，灾难流行病学纳入了救援医学硕士研究生培养的专业核心课程。

　　本书将灾难流行病学的理论与实践紧密结合，积极吸收本领域国内外最新研究成果，充分体现灾难流行病学的特色。经过全体编者的共同努力，历时三年半完成本书，全书共 10 章，系统介绍和阐述了灾难流行病学的发展、定义、任务、研究范围，基本理论与方法，内容上主要包括灾难流行病学研究问题的提出和选择，灾难流行病学研究设计原则及研究设计常用测量指标、资料来源和收集、灾难监测、灾难风险调查、快速需求评估与灾难脆弱性分析等。本书可作为救援医学、临床医学、预防医学、生物医学工程、卫生事业管理等专业的本科、硕士和博士研究生以及从事救援医学工作的相关专业技术人员的教材。因此在编写时注意了普适性和实用性，也可以作为医学相关专业继续教育教材。

　　本书在编写过程中得到侯世科教授的悉心指导，谨此致以衷心感谢！学科在发展，时代在进步，由于我们学识所限，难免存在不妥和错误之处，恳请广大同行批评指正。

编者
2023 年 6 月

目录 《《

第一章

绪论

近年来，重大自然灾害多发频发、事故灾难日益突出、公共卫生事件防控难度增大、社会安全面临新的挑战，威胁着人类的健康，导致大量的疾病、伤亡和经济损失。联合国呼吁各国采取防灾减灾战略，试图减少由于这些突发事件导致的严重后果。为研究灾难及紧急事件对健康的影响，流行病学方法和技术被广泛应用于救援医学相关领域，因此，形成了流行病学的一个重要分支——灾难流行病学。

第一节　概述

灾难流行病学（disaster epidemiology）是一门伴随灾难医学（disaster medicine）发展的新兴学科，在不同的历史时期，灾难流行病学担负的历史使命和任务不同，其研究对象、研究内容也在不断演变。梳理灾难流行病学的发展史，可以帮助了解灾难流行病学学科的特点、历史地位和作用。

一、灾难流行病学的发展背景

1. 学科形成前期　自人类诞生那一刻起，灾难就伴随在人类左右，与人类社会同存共在，一直是人类健康和生存的主要威胁。在古代，人们就已经开始有意识并且应用一些简单的办法来预防和控制灾难，以减轻灾难造成的损失。这一时期人们的思想尚未完全成熟，更多地以为"天灾人祸"难以避免，长时间缺乏对灾难系统的研究。灾难流行病学学科形成前期是人类自有文明史以来至 20 世纪 50 年代之前的一个漫长历史阶段。该时期灾难流行病学学科尚未形成，但已有一些密切相关的概念、观察的现象以及采取的措施，这些构成了灾难流行病学的"雏形"。

2. 学科形成期　流行病学学科形成期是指 20 世纪 50 年代初至 80 年代末。该时期资本主义经济快速发展，城市化进程加快，人口快速增长，工业急剧发展，科学技术也大幅提升。科学技术是人类认识自然和改造自然强有力的武器，它在给人类带来便捷的同时，也进一步加速了自然环境的退化，影响了全球气候系统，进而严重影响着全球气候格局和自然灾害致灾因子的分布、频率和数量。全球自然灾害统计数据显示，自然灾害事件几乎跨越整个 20 世纪，涉及 200 多个国家和地区，包括干旱、洪水、地震、飓风（台风）风暴、瘟疫等多种灾难事件。同时工业化的进步也导致了技术性灾难的增加，使流行病学学科在应对灾难方面的作用急剧扩大，以减轻灾难事件所导致的严重公共卫生后果。

20 世纪 50 年代早期，就已开始了针对灾难的系统研究。随着对第二次世界大战的疏散规划和战时搬迁的研究，以及对核攻击或事故发生的担忧，灾难研究开始重点关注灾难事件的触发因素以及社会后果，力图从灾难与社会的相互关系中寻求普遍性规律。20 世纪 60 年代末期，在尼日利亚内战期间的国际救援行动中，美国疾病预防控制中心（Centers for Disease Control and Prevention，CDC）的流行病学专家，针对救灾中发现的食物短缺问题进行了调查研究，这是首次应用流行病学方法研究灾难中的救援问题，是灾难流行病学的开端。20 世纪 70 年代以来，流行病学的原理和方法被更多地应用于灾难救援实践中，以分析特定灾难所致伤害和疾病等公共卫生问题在不同时间、空间和人群中的分布特征，使应急管理工作更具有针对性和有效性，并为预防和控制灾难所致的公共卫生问题奠定基础。1970 年，孟加拉国遭受飓风"Polo"侵袭，造成至少 50 万人死亡，成为该国历史上最严重的风暴灾害。此次灾难事件中，灾难流行病学方法被应用于评估该地区受灾人群健康状况，该研究确定了儿童、老人和妇女为人口密集和贫困地区的脆弱人群，合理、准确地评估了救灾需求，为该地区恢复重建提供了科学信息。此后，很多具有多年实战经验的公共卫生先驱者指出了流行病学方法在解决灾难对人群健康影响方面的效用，描述了流行病学家在灾难救援中发挥的作用。1973 年，比利时鲁汶大学创建了灾难流行病学研究中心（Centre for Research on the Epidemiology of Disasters，CRED），标志着灾难流行病学这门崭新学科的问世，该中心于 1980 年成为世界卫生组织（World Health Organization，WHO）的合作中心。此外，除了政府组织在灾后人道主义救援工作中发挥着不可替代的作用外，其他一些私立机构、国际红十字会等非政府组织（non-governmental organization，NGO）在灾难人道主义救援中也发挥着重要作用，在灾民健康管理、食品和饮水供应、避难所设置、营养和卫生方面的基本需求等方面达成了基本共识，有力地推进了灾难流行病学的发展。这一时期，尽管关于自然灾害流行病学的报道越来越多，但多数研究仍集中在对发展中国家受灾人群食物短缺的原因及影响因素方面。20 世纪 80 年代，学者们开始系统地应用流行病学的原理和方法，研究灾难发生的分布、原因、流行因素、预防措施以及与灾难有关的健康和疾病等问题。在此期间，流行病学方法在灾难医学研究中的应用得到了快速发展，流行病学的分支学科——灾难流行病学正式诞生。1984 年，Seaman 出版了首本灾难流行病学专著《自然灾害流行病学》，首次对自然灾害流行病学的有关问题进行了系统阐述。20 世纪 80 年代后期，灾难流行病学研究受到极大关注，并得到迅猛发展。

3. 学科发展期 灾难流行病学学科发展期大约从 20 世纪 90 年代起至今。这一时期的主要特点是：

（1）灾难流行病学的研究内容发生转换。从研究自然灾害对受灾人群健康结果的问题，扩大为研究所有灾难（自然灾害和人为灾难）对受灾人群健康结果的问题；从仅描述受灾人群发病率和死亡率，扩展为研究灾难对受灾人群短期和长期不利健康结果的影响；从研究灾难对身体疾病的影响，扩展为研究灾难对身体和心理等多维度的健康影响。

（2）研究方法得到扩展。由传统流行病学的调查分析，扩展为定量与定性方法相结合、宏观与微观方法相结合，分析方法不断完善，分析手段更加先进。

（3）灾难流行病学学科范畴不断扩大。积极与其他学科（如物理、数学、计算机科学和网络科学）交叉融合，相互渗透，使灾难流行病学的应用范围越来越广。

20 世纪 90 年代以来，"灾难流行病学"术语开始被系统使用，这有助于将该学科确立为流行病学的一个正式子集，并推动这一学科的持续发展。近几十年来，自然灾害和人为灾难的发生数量和强度都有所增加，对人道主义需求的援助持续增多。2020 年 10 月 12 日联合国发布的《灾害给人类造成的代价：过去 20 年的概况（2000—2019 年）》的报告显示，全球与气候相关的灾害数量在 21 世纪的头 20 年出现了惊人增长，其发生次数和所造成的影响均远超 1980—1999 年，其中极端天气事件已经成为最主要的灾难来源，洪水和风暴是最高频发生的灾难事件。该报告的统计数据还显示，从 2000—2019 年全球共记录发生了 7 348 起自然灾害事件，造成 123 万人死亡，带来 2.97 万亿美元经济损失，受灾人口高达 40 亿。2022 年 5 月 25 日，联合国减少灾害风险办公室（United Nations Office for Disaster Risk Reduction，UNDRR）发布了第六版《2022 年减少灾害风险全球评估报告：我们的世界面临风险：转型治理建设有韧性的未来》，指出过去 20 年来，每年报告的灾难事件显著增加，这些灾害包括地震、海啸和火山爆发等地球物理灾害，与气候和天气有关的灾害，以及作物害虫暴发和流行病在内的生物性灾害。1970—2000 年间，平均每年发生 90～100 起大中型灾害，但这一数字在 2001—2020 年间上升到每年 350～500 次。按照目前的趋势发展，全球每年灾害数量可能会从 2015 年的大约 400 起增加到 2030 年的 560 起。因此，更好地了解自然灾害造成的死亡机制，以及伤害和疾病分布的流行病学特征，对减少这些灾难事件所导致的损失和公共卫生后果至关重要。

随着对灾难研究的深入，与灾难伴随而生的灾难流行病学也得到了快速发展。2020 年，新型冠状病毒感染（corona virus disease 2019，COVID-19）疫情的暴发，对全球公共卫生构成了重大威胁。这次疫情以前所未有的方式将流行病学家和流行病学学科推向了政策和媒体的聚光灯下，极大地凸显了灾难流行病学的重要性，也成为了这一学科发展的重要推动力。随着灾害周期管理理论的发展，在不同灾害阶段，流行病学都发挥着不可或缺的作用。灾难流行病学技术能够帮助相关机构和组织进行灾难应急响应的计划和准备，以及卫生资源的合理配置，避免资源缺乏或浪费，高效开展救援工作，尽可能减少与灾难相关的死亡，降低由灾难导致的各种疾病负担。基于社区的快速需求评估技术的不断发展，获取传染病和慢性健康状况资料的监测系统不断升级，灾难所致危险因素和不良健康结局干预的研究越来越多，以及登记和问责制相关研究的广泛应用，灾难流行病学的理论及知识体系也在不断更新和完善。

灾难流行病学具有多学科交叉的鲜明特征，伴随相关学科和技术的发展，灾难流行病学的研究范畴也在不断拓展。一方面，随着流行病学方法和技术发展，作为流行病学的分支学科，灾难流行病学不断与其他学科交叉融合（特别是环境流行病学），从而更新学科理论和实践模式。另一方面，随着信息技术的发展，灾难相关数据的收集趋于电子化，采用智能手机、平板电脑、传感器或卫星生成，这一客观现实需要新的分析技术来对这类数据进行处理；电子健康记录和实时信息收集也可能影响当前的流行病学方法，以及随后的灾难准备、处置和恢复工作，因此，尽可能科学、高效地应用正在进行的生物监测和环境采样数据结果，将有助于识别和量化与灾难相关的灾难暴露情况。最后，大规模的灾难实践可能会重塑研究设计，以及对结果的解读，以解决部分、累积、累加或协同的健康影响，以及归因风险和环境影响。

随着灾难流行病学原理的扩展和方法的进步，灾难流行病学研究的范围和涉及的领域越来越广，同时也意味着需要针对未来可能发生的灾难展开新的研究，不断完善研究设计和实施过程，以补充灾难流行病学理论体系，扩展灾难流行病学知识储备。

二、我国灾难流行病学的发展

1. 萌芽期 灾难流行病学是在人与灾难斗争过程中逐渐发展起来的一

门学科，每一次巨大的灾难将会推动灾难流行病学学科的进步。早在 2000 余年前，我国已有灾难流行病学思想的萌芽，总体上，这一时期，已有灾难流行病学相关文字记载和观察现象的出现，但学科尚未形成。中国是一个有着悠久历史和灿烂文化的国家，由于其所处的地理位置和气候条件等因素，是世界上自然灾害发生最频繁的国家之一，也是遭受自然灾害威胁最严重的发展中国家之一。面对灾难给人类带来的巨大磨难和损失，在生产力不发达、科学技术相对落后的古代，人们已经开始有应对灾难的思想、制度和政策措施。史料记载，我国古代从大禹时期起就开始重视对水文状况的观测和分析，以预防和控制水患。汉元帝时期，在海啸发生后，元帝采取"诏吏虚仓廪，开府库赈救，赐寒者衣"。中国自商周时代起，有文字记载的疫情就频频发生，每次大规模的疫病发生都会给人类造成严重灾难，出现"白骨露于野，千里无鸡鸣"的悲惨景象。在与疫病作斗争的过程中，人们采用各种各样的办法，进行治疗和预防，控制疫情的蔓延。南宋的真德秀在泉州任职期间，鉴于泉州城内水沟湮阏岁久，"淤泥恶水，停蓄弗流，春夏之交，蒸为疠疫"，于是作《开沟告诸庙祝文》一文，并兴工清理沟渠。除此之外，人们还会将感染疫病的人加以隔离，从而减轻疫情蔓延。"隔离"这一观念在秦代时就已初步形成，《秦律》规定凡是确诊为麻风病的患者，都将被送往"疠迁所"进行隔离。南北朝以后，隔离政策发展为一种制度。据记载，萧齐时期，太子长懋等人设立了专门的患者隔离机构——六疾馆，以隔离收治患病之人；魏晋时期，若朝臣家有三人以上感染时疫时，则即使没有被感染的人，在百日之内也不得入宫。在这期间，政府也采取多种渠道展开救灾活动，一方面政府组织选派良医诊视患者，免费发放汤药，另一方面动员民间力量，鼓励商人和富有人家捐资救助，施医舍药。尽管当时人们尚未完全理解原理和方法，但灾难流行病学的思想及其实践已经存在。

中华人民共和国成立初期，我国流行病学学科体系初步形成，中国灾难史研究也得到长足发展，流行病学在灾难环境中扮演的角色也崭露头角。重大的自然灾害往往会导致大量的人员伤亡和财产损失，对人类的健康和生存造成深远影响，同时使公共卫生服务需求极度增加，卫生服务体系遭受严重打击。党和政府非常重视灾难事件造成的严重公共卫生后果和针对灾难的救援工作，通过运用流行病学的原理和方法，设计并实施一系列救灾防灾的政策、规划和措施，以预防和控制灾难。具有代表性的是 1976 年唐山大地震，这是 1949 年以来发生的一次重大自然灾害，也是人类近代史上屈指可数的重大自然灾害。地震发生后，我国政府立即派出救援人员赶赴灾区，对伤员进行紧急救援并进行检伤分类，转移重伤员至其他救治地，以合理配置卫生资源，同时在灾区搭建避难所，以监测受灾群众的健康状况和震后传染病的流行情况。为防止灾后传染病的流行，实施一系列预防措施，如：启动消防水龙带分点供水，保证饮水卫生；展开大规模人群免疫工作，加强饮水和食品的卫生监督等。经过艰苦卓绝的努力，创造了人类历史上大灾之后无大疫的奇迹，推动了流行病学在灾难环境中的应用。

2．发展初期　20 世纪 80—90 年代是我国灾难流行病学的发展初期。这一时期，社会经济飞速发展，流行病学在长期的建设和发展中逐渐走向成熟，开始出现流行病学与相关学科定义相互渗透的现象。1988 年，我国流行病学家吴彭年教授在《中国公共卫生》第 1 期发表了"自然灾害流行病学"一文，这是国内首次应用流行病学方法，详细论述自然灾害发生的原因、规律和预防措施。20 世纪 80 年代后期，灾难流行病学的研究开始引起极大关注，并取得了迅猛的发展。我国流行病学家在重大自然灾害的救援实践中，对于灾情调查以及灾后传染病的预防和控制，积累了许多成功的经验。

3．发展期　21 世纪初至今是我国灾难流行病学学科发展期。该时期灾难流行病学无论从研究范围、研究内容和方法上都得到了快速发展，理论体系也在不断趋于成熟。首先，在"灾难是一个重大的公共卫生问题"的认知上达成了共识。灾难不仅是全球的一个重大的公共安全问题，而且已成为全球的一个重大的公共卫生问题。学术界已普遍认为，灾难所造成的健康结局属于医学及公共卫生领域的范畴。其次，进一步明确了灾难流行病学在灾难医学中的作用和用途。2006 年，谭红专教授提出，灾难流行病学的任务是研究灾难发生的分布及其影响因素，它将灾难资料的收集和分析与灾时的紧急决策联系起来。但灾难流行病学不是灾难的管理，而是灾难管理的一种方法或工具，灾难的影响必须应用流行病学方法进行研究。2011 年，王声湧教授在《中华流行病学杂志》上撰文"灾害流行病学进展和中国紧急卫生防疫救援体系建设展望"，明确阐述流行病学在紧急医学救援中的地位已无可替代。2015 年，曹广文教授提出灾难流行病学在灾难预防、应急救援和灾后防疫中的核心作用。随着灾害流行病学的发展，灾难流行病学的用途也在不断扩大，概括起来主要有下列两个方面：首先是有关灾害的原因和结果的分析，这里关注的是灾害本身及与之相关的疾病和死亡等，有关灾害原因的深入研究对制定预防措施至关重要；第二是在灾害发生时，要研究减轻灾害负担的可能机制与措施，此时流行病学方法的最直接应用是建立灵敏的监测系统，以及时了解准确的伤亡人数及可能的传染病暴发的紧急状态。另外，由于灾难流行病学研究范围广，为达到不同的研究目的需应用不同的研究方法，有时需要多种方法联合应用。主要的灾难流行病学方法包括描述流行病学、分析流行病学和评价流行病学三种。最后，灾难流行病学在有关灾害的定义、受灾人数与因灾死亡（发病）数的确定、灾害暴露的测量及灾害的快速评估等方面进行了大量的研究，取得了一些进展。

第二节　灾难流行病学的定义

一、灾难

1. 灾难的定义　随着灾难流行病学研究的深入，灾难的定义与分类的确定仍是灾难流行病学研究的一大挑战。灾难和灾害对应的英文词都是"disaster"，在多数情况下，灾难和灾害是同义词。但在某些特定的语境下，有时会用灾害表示自然灾害（natural disaster），用灾难表示人为灾难（man-made disaster）或事故灾难；程度较轻或对人类生活影响较小的破坏性事件称为灾害，程度较重或对人类生活影响较大的破坏性事件称为灾难。为了统一，本书中介绍的灾难包括所有类型的灾害性事件（disaster events）。

有史以来，灾难就一直伴随着人类社会，其种类繁多、发生率高，极为严重地威胁着人类的生存与健康，影响了卫生服务体系的秩序，消耗了大量人力、物力、财力，已经成为全球的一个重大公共安全问题和公共卫生问题。由于灾难本身的复杂性以及人们对灾难内涵和外延理解的多维性，这就导致给全部的灾难下一个统一、精确的定义是很困难的。前期的文献研究发现，当前对灾难的定义有197种之多，灾难的概念具有多样化的特点。

1980年，泛美卫生组织（the pan American health organization，PAHO）把灾难定义为：一种势不可挡的，达到需要外部援助程度的生态崩溃。

世界红十字会提出：灾难是一种异常事件，突然导致大量的人员伤亡。

1990年，意大利 Gunn 教授发表的《灾害医学的科学基础》一文中，将灾难定义为：灾难是人与生态环境之间发生巨大失衡的结果，由于自然或人为因素造成了人与环境之间的物理和功能关系遭到巨大冲击，形成严重的突发事件（也有缓慢的，如干旱），导致现有资源不能满足需求，使得社区必须借助外部甚至国际的援助才能应对所遭受的破坏。这也是目前最为普遍接受的定义。

1999 年布鲁塞尔年会上，CRED 将灾难定义为：当某事件或状况超过了当地的处理能力，需要请求全国或国际水平的外部援助时，则可定义为灾难。

WHO 对灾难所下的定义为：任何引起设施破坏、经济严重受损、人员伤亡、健康状况及卫生服务条件恶化的事件，如其规模已超出事件发生社区的承受能力而不得不向社区外部寻求专门援助时，就可称其为灾难。

联合国"国际减灾十年"专家组对灾难所下的定义则更为简洁，即：灾害是一种超出受影响社区现有资源承受能力的人类生态环境的破坏。当社区承受能力相对较差时，发生的破坏性事件可对其构成灾难，需要借助外部援助。

美国 CDC 将灾难定义为：社会功能的严重破坏，造成广泛的人员、物质或环境损失，超过了当地的应对能力，需要外部援助。

综合以上信息，尽管灾难的定义尚未统一，但通过总结可发现其都包括两个共同要素：一是灾难必须是破坏性事件，二是其发生的规模和强度超出了受灾社区的承受能力，需要借助外部援助。

从公共卫生的角度来看，灾难是根据外部冲击视角的致灾因子、社会情景视角的脆弱性、生态平衡视角的韧性来综合界定的，也即：灾难是对社会运作的严重破坏，造成广泛的人员、物质或环境损失，超出当地的应对能力，需要外部援助。根据这一定义，灾难可以是超出当地应对能力的任何紧急情况（人为或自然），在一个社区构成灾难的东西可能在另一个社区不会构成灾难。

2. 灾难的分类　人类面对的灾难事件复杂多样，既有洪水、地震、飓风等自然灾难，也有现代技术引发的各种工业事故（如切尔诺贝利核泄漏事故、三英里岛核泄漏事故）、传染病和恐怖主义等新兴风险事件。进入 21 世纪，人类遭遇了诸多新型复合灾难事件，如日本"3·11 地震"引发核电站泄漏、俄克拉何马市因为石油开采引发地震等新型混合灾难。灾难的复杂性也导致了其分类的多样性。依据致灾因子（是自然因素还是人为因素）和灾难事件所致死亡人数、发生周期和可控性，灾难可分为自然灾害和人为灾害两大类。自然灾害是指人力不能或难以支配和操纵的各种自然物质和自然力聚集、爆发所致的灾难，主要类型有：地震、火山爆发、洪水、旱灾、飓风、海啸和传染病等。人为灾害主要是指在社会经济建设和生活活动中各种不合理、失误或故意破坏性行为所造成的灾难，主要类型有：社会暴乱、恐怖袭击、纵火、暗杀、难民潮等。我国将自然灾害类、事故灾难类、公共卫生事件类、社会安全事件类统称为突发事件（emergency events）。

3. 灾难的影响 简单地，可以将灾难对公众健康的影响分为直接影响和间接影响两类。

许多灾难都会对公众健康产生负面影响。其中一些是直接的；也就是说，它们是由灾难的实际环境力量或这些力量的直接后果造成的。直接的健康影响包括结构性倒塌或飞行的碎片（如钝力创伤）所致的损伤。

其他的、可能导致间接的健康影响；间接影响是由灾难造成的不安全或不健康的条件引起。由于卫生设施的减少、健康服务的减少（初级保健服务、药品等）以及基础设施（电力、水等）的损坏，导致发病率和死亡率增加；灾难发生后，灾难中的环境危害很多。已有的环境危害可能更具威胁性，而新的危害的出现往往导致负面影响。例如，燃料溢出、径流、火灾和排放到水、空气和地面的污水使人们面临许多威胁，包括病原体、细菌和有毒或有害颗粒；地方性病媒传播的疾病在灾难发生后可能会引起更多的关注，因为灾难会使动物群体流离失所，并为它们创造新的生存环境。

二、灾难流行病学

1. 流行病学（epidemiology）的定义 流行病学是预防医学的一个重要组成部分，是预防医学的基础。它是研究特定人群中疾病与健康状况的分布及其影响因素，并研究防治疾病及促进健康的策略和措施的科学。流行病学是人们在不断地同危害人类健康严重的疾病作斗争中发展起来的。早年，传染病在人群中广泛流行，曾给人类带来极大的灾难，人们针对传染病进行深入的流行病学调查研究，采取防治措施。随着主要传染病逐渐得到控制，流行病学又应用于研究非传染病，特别是慢性病，如心脑血管疾病、恶性肿瘤、糖尿病及伤残等；此外，流行病学还应用于促进人群的健康状态的研究。作为一门方法和应用科学相融合的学科，流行病学在过去的一个世纪对防治疾病和促进健康做出了重大贡献。

2．灾难流行病学（disaster epidemiology）的定义　灾难流行病学是流行病学的分支学科，是从公共卫生学的角度研究灾难发生的分布及其影响因素，分析灾害对个人、家庭和社会的影响，以及在发生灾难前、中、后提出相应的公共卫生对策和落实各项公共卫生应急措施，并对预防、救治效果及效益进行评价。美国疾病预防控制中心定义灾难流行病学为：灾难流行病学涉及灾难短期和长期健康影响的评估，以及未来灾难后果的预测。通过提供信息来进行灾难的态势感知，从而有助于了解灾难发生时的需求、应急响应规划和应急资源筹措。从这个定义的角度，灾难流行病学的主要目标包括：①防止或减少灾害造成的死亡、疾病和伤害；②为决策者提供及时和准确的健康信息；③改善未来灾难的预防和减灾策略，并根据获得的信息准备未来的响应规划。

灾难流行病学是借助于流行病学的原理和方法来探讨与灾难相关的问题，具体来说是流行病学在灾难研究中的应用。灾难流行病学不仅可以量化与灾难有关的发病率、死亡率，估计受影响人口的规模，而且可以为灾难暴露与健康结局（特别是长期健康影响）关系的研究提供一种最有效和最直接的手段。此外，灾难流行病学还可用来描述灾难所致急性健康结果的自然史及研究疾病预后影响因素，以及评价用于预防和控制灾难中健康问题的干预措施。灾害流行病学是一个不断发展的领域，它充满了无限可能性，但也存在一定挑战。随着对灾难流行病学研究的深入，其研究范围和研究内容也在不断演变。

第三节　灾难流行病学的任务与研究范围

一、灾难流行病学的任务

灾难流行病学为有效降低灾难危害，探究预防和控制灾难所致人员伤亡的有效措施奠定了基础。灾难流行病学拟解决的关键问题是研究和探索灾难发生的原因，并针对灾难发生的原因进行减灾努力；总体目标是评估受灾人群的健康需求，使可用资源与需求相匹配，防止灾难进一步对人类健康和生存造成不利影响，并评估减灾方案的有效性和对未来可能发生的灾难事件进行规划。值得注意的是，灾难流行病学研究应将灾难对健康结果的测量和分析与灾难应对的决策过程联系起来。这一研究过程中，灾难流行病学家必须能够根据受灾情况迅速设计研究方案，确定灾难暴露与各种健康不利影响之间的潜在因果关系，以量化"谁在遭受痛苦？""为什么痛苦？""痛苦如何变化？"以及这些影响的发生时间。

灾难管理周期包括灾前、灾中和灾后。在灾难周期的每个阶段，都有机会开展具体的流行病学活动。在灾前阶段，灾难流行病学家可能会进行流行病学调查和评估研究。在灾难期间，灾难流行病学家可以进行社区公共卫生应急评估（community assessment for public health emergency response，CASPER）并建立监测活动。在灾后阶段，灾难流行病学家可以整合环境危害、环境暴露和健康结果的数据（跟踪），并跟踪受影响／暴露人群的中长期健康后果（登记）。

二、灾难流行病学的研究范围

由于流行病学方法越来越广泛地应用于救援医学实践中，灾难流行病学的研究范围日益扩大。流行病学和流行病学实践的相关方法是灾难预防准备和响应处置的重要组成部分。灾难情景下，流行病学的主要目标是测量和描述与灾难相关的健康事件的频率，确定造成这些健康结局的影响因素，并确定减轻灾难所致健康风险的潜在干预措施。常用方法有灾难监测和快速需求评估。通过流行病学研究，实现确定风险因素和卫生干预措施的优先顺序，合理配置卫生资源，评估干预措施的有效性等目的。

1. 灾难暴露人群伤病分布及其影响因素的特点　疾病（或健康状况）的分布是指它在不同人群（年龄、性别、种族、职业等）、不同时间、不同地区的存在状态及其发生、发展规律。疾病（或健康状况）分布的主要内容是描述疾病的发病率、患病率和死亡率。了解受灾人群中疾病（或健康状况）的分布特点是灾难流行病学的首要任务，只有掌握了疾病（或健康状况）分布特点，才能探索流行规律及其影响因素，为形成病因假设及探索病因提供线索，为救灾过程中合理配置卫生服务需求提供重要信息，为制订和评价减灾措施及防治疾病的策略和措施提供科学依据。

灾难不仅会对受灾人群的人身安全和物质财产造成影响，而且也会对其心理健康产生不同程度的影响，诱发焦虑、抑郁、创伤后应激障碍等心理疾病。近年来，有证据表明，在大多数灾难中，受创更多的是心理创伤而非生理损伤。因此，研究受灾人群中灾难对其心理健康的影响也属于灾难流行病学的研究范围，同时还需关注灾情地区公共卫生系统工作人员的心理健康状况。

2．研究伤病的流行因素和风险因素 这是为了达到预防灾难所致伤病的目的而必须进行的工作，只有查明伤病发生或流行的原因，才能更好地预防和控制。有许多种伤病的病因或流行因素至今尚不明，灾难流行病学应探讨促成伤病发生的因素及流行因素。

3．伤病的自然史 由于灾难的破坏性，通过流行病学方法研究受灾人群疾病或健康状态的发生、发展及转归规律，从而预防疾病和促进健康是十分有必要的。伤病的自然史指伤病从发生、发展到结局的整个过程。自然史研究包括个体的伤病自然史和人群的伤病自然史，对受灾地区的某一特定人群进行定期随访，研究其急性和慢性健康结果的转归和发生规律，有助于在早期采取有效措施以促进恢复健康。

4．伤病概率的预测 伤病概率的预测可以从短期和长期两个视角进行展开。根据人群调查研究，可以估计灾难引起个人患某病的危险性，以及不患某病的概率。例如，通过灾难流行病学调查发现，有创伤暴露史的个体发生心血管事件的风险比同年龄组无创伤暴露史的个体要高。对人群进行长期健康影响的研究，可了解灾难对健康结果的时间效应，为证明灾难暴露与健康结果的潜在因果关系提供证据。其中，采用灾难暴露信息登记的手段，可以对受灾难事件影响的人群进行全面的长期跟踪，尤其是用于处理灾难潜在的慢性健康影响的长期研究。

5．评估各种救治措施的有效性 每次灾难的发生，不管发生的原因是什么，或多或少会导致一定的人员伤亡，因此对伤员进行早期救治有助于降低灾难的危害程度。对于特殊的诊断和治疗方法，要判断其是否有效，这就需要应用流行病学方法展开研究。当灾难超出社区承受能力时，需要借助外部援助，对各种援助的有效性和援助对公众健康恢复至灾前状态的长期影响进行评估，有助于确定外部援助的优先次序，提高救援工作的针对性、效率与效益。

6．研究制定预防对策和措施 灾难流行病学的任务之一是预防灾难的发生或减轻灾难的危害。全面应对灾难需要我们兼顾全局和局部。策略是防治方针，属于战略性和全局性的；措施是具体防治手段，是战术性和局部的。

三、灾难流行病学的重要地位

救援医学是研究各种灾难对健康影响的规律，制定合理的卫生保障方案，动员必要的卫生力量，并将其组成严密的救援网络，充分发挥多学科的协作作用，对灾难及灾难引起的健康问题进行预防和应急反应的一门学科。灾难流行病学是流行病学学科的分支，是采用流行病学原理和方法研究灾难事件的分布和发生的原因，受灾人群中疾病与健康状况的分布及其影响因素，并研究如何预防和控制灾难及灾难中健康问题的一门崭新学科。灾难流行病学的目的是预防或减轻灾难的危害，改善受灾人群的健康状况，并评价干预措施的效果。它是流行病学理论和方法在救援医学领域的拓展，可为灾难预防、应急救援和灾后防疫提供新思路，并客观评估灾难相关伤病防控策略和措施。因此，灾难流行病学兼具基础和应用两种学科属性，不仅是救援医学的基础学科，也是灾难医学与救援医学学科的方法学。

随着灾难谱的不断复杂化和疾病与健康观念的不断进步，以及大数据时代的到来，灾难流行病学的研究范围日益扩大，涉及面也日益宽广。灾难流行病学除与预防医学、基础医学、卫生统计学、救援医学等密切相关外，还与心理学、物理学、数学、计算机科学和网络科学等学科的关系也日渐紧密。

第四节　总结与展望

随着全球人口的迅速增长和广泛流动、技术的快速发展、危险工业的指数性扩展、全球气温的不断变暖和海平面的攀升，这些因素存在的潜在破坏性可能导致灾难事件不断增加。当前，全球正面临着一个更为广泛和复杂的灾难谱，从地震、海啸、飓风、火灾、饥饿和其他自然灾害到恐怖分子的爆炸、非常规战争、核泄漏与运输造成的灾难、世界范围内传染病大流行和化学物质的排放等灾害事件频繁发生。灾害是复杂的事件，灾害流行病学专业人员面临诸多挑战，包括与不同学科的专业人员建立沟通，处理数据收集和分析方面的限制，以及在不断变化的社会和政治环境中工作。

为了减轻灾难导致的医疗和公共卫生后果，灾难流行病学的任务艰巨而伟大，学科的发展刻不容缓。在此背景下，我们可能会问"灾难流行病学未来如何发展？"当前，基于社区的快速需求评估的发展，建立和实施了监测系统，获得了传染病和慢性健康状况，开展了描述性和分析性研究，解决了预防和控制不良健康结果的风险和保护因素，以及登记册和问责制研究的应用。根据快速需求评估和监测的结果，可以提出新的假设，并在更复杂的研究设计中进行测试。关于预警和预报系统以及安全避难所的预期行为的信息仍然需要进一步研究的证实。预计未来灾害流行病学提供的知识库将成倍增长，因为相关证据正在逐步积累。

灾害流行病学也可以随着流行病学方法和环境流行病学学科的进步而扩展。由于自然灾害和环境污染的综合影响，长期接触潜在的复杂混合物可能与新的健康结果有关，包括与心理健康和营养状况有关的结果；电子健康记录和实时信息收集也可能影响当前的流行病学方法以及随后的应对和恢复工作。大型气候数据集和由智能手机、传感器和卫星生成的大数据，都需要相应的硬件支撑和软件处理，以及采用新的分析技术；最后，在适当的情况下，配备可以持续进行生物监测和环境采样的应急装备，可能有助于确定和量化与灾害有关的化学污染物的暴露。

大规模灾害，特别是因气候变化原因使风险增加的灾害，可能会影响和改变灾难流行病相关研究的设计，以及对研究结果的解释，如：仅解决灾害所导致的部分、累积、相加或协同健康影响，可归因风险和环境影响。近年来，新兴的综合流行病学可能还需要流行病学相关各个领域的综合技能，包括传染病、生殖健康、出生缺陷和发育残疾。例如，寨卡病毒流行地区的洪水，可能需要对育龄灾害暴露群体进行更密切的监测，并加强个人防护措施。显然，可以做更多的工作来建立灾害流行病学的证据基础，以改善所有人的备灾、应对、恢复和减灾。作为救援医学的基础学科，灾难流行病学将为灾难预防、应急救援和灾后防疫提供新思路、客观评估方法和行之有效的灾难相关伤病防控策略，灾难流行病学的地位与作用已无可替代。

思考题

1. 简述灾难流行病学的发展。

2. 简述灾难流行病学的任务与研究范围。

3. 简述灾难流行病学在救援医学学科中的重要地位。

第二章

灾难流行病学研究问题的
提出和选择

　　研究问题与研究目的密切相关，研究目的实际上是由研究问题转化而来。在灾难医学实践中，仅"以更有效率的方式，继续做好常规工作"是不够的，还需做好应对重大灾难的理论、知识和技能准备。灾难医学实践是灾难流行病学研究问题的基本来源，在此过程中，尚未解决的问题和不断产生的新问题是驱动灾难流行病学不断发展的动力。由于全球灾害的发生呈上升趋势，灾难流行病学研究任重而道远。

第一节　灾难流行病学研究问题概述

一、研究问题的分类

灾难流行病学研究的问题也可能是当前尚无解决方法、尚无理性认识或尚无对策规范的灾难医学问题；也可能是对一些已知的结论甚至已经建立的理论提出的质疑。灾难流行病学研究问题来源于灾难医学实践中需要解决的问题，而灾难流行病学研究问题的解决可提高灾难医学救援实践中医学相关问题的解决能力。

灾难医学的发展就是基于不断更新的灾难流行病学研究问题和这些研究问题所带动的灾难医学救援和相关研究的进展。灾难医学（disaster medicine）是一门实践性学科，研究在各种灾难条件下，实施紧急医学救援、疾病防治和卫生保障的一门综合性学科。其目的是通过最佳方式采取行动，从而尽可能消除或减少因重大事故而造成的生命、健康损失以及生理、心理上的痛苦。灾难医学问题是救援人员和受灾群众为达到上述目的所共同面临和需要解决问题的统称。灾难医学注重对灾难全过程进行干预。灾难医学救援（disaster medicine rescue）是一项复杂的社会系统工程，它与常规医学活动相比，具有机构的临时性，时间的紧迫性，伤情的复杂性，工作环境的艰险性，救治活动的阶段性等特点。因此，灾难医学不仅涵盖化学、生物学、公共卫生学、临床医学等医学内容专业，而且还需要灾难学、管理学、工程学、气象学、地质学、天文学、水文学、建筑学等多学科交叉。

在我国，灾难医学救援过程可分为"灾前""灾中"和"灾后"三个阶段。"始于灾前，重于灾中，延于灾后"三者构成一环，称为灾难环。基于灾难环理论，灾难流行病学研究问题可划分为三个部分，灾前阶段主要是预防与准备相关的研究问题，如进行危险测绘和脆弱性分析，教育社区，制定应对指南；灾难发生期间主要是响应与处置相关的研究问题，如支持即时响应工作，采用科学的数据收集和分析方法（如监测、评估），根据数据提出建议，以帮助响应；灾难发生后主要是恢复和重建相关的研究问题，如继续开展必要的监测和/或监测活动，对灾害相关发病率和死亡率的原因或增加进行调查和/或研究，评估干预措施，开展后续研究，以帮助确定未来的预防战略，向决策者提供基于证据的数据，以帮助制定新政策。

二、研究问题的特点

灾难流行病学研究以受灾难影响的人群为研究对象，以该人群的健康结果为研究内容，从而揭示灾难暴露的某特定人群中疾病或健康状况分布的特征，并找出这些健康结果的影响因素，提供相应的干预措施。灾难流行病学研究将灾难对健康结果的测量和分析，与应对灾难的决策过程联系起来，其总体目标是评估受灾人群的需求，使可用资源与需求相匹配，防止进一步对人类健康和生存造成不利影响，并评估减灾方案的有效性和规划突发事件响应预案。在研究中，因其研究问题的特殊性，表现出诸多鲜明的特点。

1. 信息收集难度大　收集灾难相关的信息可以为识别潜在的危害、确定潜在的规模、态势研判提供参考，其与公共卫生决策及救治的优先顺序直接相关。但灾难现场往往比较混乱，并且数据收集工具存在差异，来自多个来源的数据难以综合，也难以制定政策或方案，以解决流离失所人群的即时需求，特别是在重大灾难的情况下。另外，电子格式的数据收集虽然方便，但在断电或网络中断时难以保持可访问性。如果未能对灾难不可避免的破坏做出计划，就可能在迫切需要的时候导致监测系统功能失调。信息收集还面临时间紧迫、人群复杂的情况，因此设计时，要全面考虑、制订周详的计划和预案，根据经验制作电子版和纸质版健康记录表，在灾难来临之时，根据实际情况尽快调整，以尽可能获取实时数据。在研究实施中，数据收集设计的问题也尽可能简单，调查人员要专业。

2. 受影响人群的随访难以掌握　灾难流行病学的研究对象是受灾难影响的人群，由于该人群的健康状况、行为方式、思想状况、文化程度和生活水平等因素的影响，其依从性存在较大差异。另外，由于灾难所致暴露人群居住环境的破坏，还会导致受灾难影响的人群迁出，随访难度大。而人群的依从性与研究计划能否完全执行、研究结果是否真实可靠密切相关。因此，在设计时，须制定有效措施，提高观察人群的依从性；在选取研究对象时，也要考虑研究人群的稳定性。

3. 非研究因素多　在进行一项流行病学研究时，在众多的被研究因素中主要选择一个或多个作为研究因素，其他未被研究的、而与研究因素同时存在并可能互相作用、且能对研究结果产生影响的因素称为非研究因素。灾难流行病学的研究内容是人类的健康结果，包括伤病的发生、发展与转归，这不仅受到自然因素的作用，还受社会因素的影响，且后者的重要性甚于前者。因此，在灾难流行病学研究中，除研究因素以外的非研究因素数量繁多且复杂。而这些非研究因素，有些已知，有些未知；有些可测量，有些则无法准确测量。比如，研究一项针对自然灾害暴露人群的创伤与糖代谢异常之间的关联，创伤和糖代谢异常为研究因素，而其他的许多因素，如参与者的性别、年龄、行为方式、既往史、家族史及记录的完整性等均为非研究因素，可导致多种偏倚，从而影响研究结果的可靠性。

因此，设计时必须要把非研究因素尽可能考虑周全，并在方案中提出针对性措施，以尽量控制其对结果的影响。非研究因素的具体控制措施有：①采取分层随机分组或配比，使非研究因素在试验组与对照组均衡可比；②明确诊断标准、纳入标准和排除标准，使纳入的研究对象既符合研究目的，又比较均一；③确定统一的预防和控制措施或治疗方案、观察指标与方法，并实施盲法，使两组除研究因素外得到同样的处理与观察，以取得较为真实的结果。④选择合适的分析方法，不同的研究设计类型，采用的数据分析方法不同，以降低结果的误差。

4.“软”指标多 灾难不仅会对受灾人群的人身安全和物质财产造成影响，而且也会对其心理健康产生不同程度的影响，诱发焦虑、抑郁、创伤后应激障碍等心理和精神类疾病。研究证据表明，在大多数灾难中，受创更多的是心理创伤而非生理损伤。心理创伤作为观察指标，往往难以客观定量地加以检测，常被称为“软”指标。设计时，首先应尽量将其分为不同等级，使之半定量化或定量化，如采用评分表示。其次，将“软”指标等级化时应考虑其可行性。对于某些表面客观的定性指标，如异常和正常、有病和无病、阳性和阴性，也含“软”的成分，研究过程中，研究者均应列出具体判定标准。

第二节　灾难流行病学相关研究问题

从时间上看，灾难医学立足于灾前预防，服务于灾中救援，收官于灾后重建，同时灾后重建也是下一次灾难发生可能性的灾前预防阶段；从空间上看，灾难医学救援贯穿灾难的前（预防）、中（救援）、后（恢复）三个阶段。灾难流行病学研究贯穿灾难的整个阶段，向前延伸至灾难发生之前的预防，向后发展至灾难的缓解和恢复。灾难流行病学研究既要考虑灾难的时间依赖性，也要考虑灾难的周期性，同时依托流行病学、救援医学和急诊医学等多学科知识展开研究设计。

一、与预防准备相关的研究问题

春秋左丘明的《左传·襄公十一年》提到：居安思危，思则有备，有备无患，敢以此规。我国灾难医学的奠基人王一镗教授提出灾难医学救援的"三七"分理论，指出：灾难救援三分救治七分预防、三分战时七分平时。预防与准备（prevention and preparedness）是面对灾难时首先要解决的救援医学问题。

1. 灾难的健康风险   首先，通过对灾难事件总体情况的全面审视，来正确评估灾难对健康的影响。实现这一目标可以通过使用国家和国际上相关的灾难数据库。当前，在卫生医疗领域常用的有居民医保数据库、医疗电子病例和健康档案、专病/死因监测数据、大型队列研究数据、可穿戴设备产生的数据等，国际上还有全球疾病负担研究（Global Burden of Disease Study，GBD）数据库、紧急灾难数据库（Emergency Events Database，EM-DAT）等。

1988年，由世界卫生组织与比利时灾后流行病研究中心（Centre for Research on the Epidemiology of Disasters，CRED）共同创建的紧急灾难数据库，是国际上最为重要的免费灾害数据资源之一，在国际灾害管理与研究界得到广泛应用。该数据库由 CRED 进行维护，主要目的是为国际和国家级人道主义行动提供服务，为备灾做出合理化决策，为灾害脆弱性评估和救灾资源优先配置提供客观基础。作为全球级别的灾害数据库，EM-DAT 为国际计划、科学研究提供了大量自然和人为灾害的数据。其核心数据包含了自1900年以来全球 15 700 多例大灾害事件的发生和影响数据，并且平均每年增加 700 条新的灾害记录，同时提供数据的免费下载服务。这些数据是从联合国、国际组织、政府、非政府组织、保险公司、研究机构以及媒体等各种数据源经过收集汇编而成，其中，对数据的选取优先考虑采用国际组织提供的灾害数据。

我国在 2006 年启动全国伤害监测系统（National Injury Surveillance System，NISS），该系统通过连续、系统地收集、分析、解释和发布伤害相关的信息，实现对伤害流行情况和变化趋势的描述，从而为制定伤害预防与控制策略，合理配置卫生资源提供可靠的依据。全国伤害监测系统自 2006 年启动，截止到 2019 年，共由 100 个监测地区、300 家医疗卫生机构构成，采用医院急诊室（包括伤害相关门诊）医护人员填报伤害病例报告卡片、经由疾病预防控制系统逐级上报的方式，收集当地哨点医院门、急诊就诊伤害发生的相关信息。

研究人员可以利用这些数据库和比较历史上的灾难数据。前期数据分析研究发现，不同的灾害类型，其伤亡具有特定的规律，呈现出独特的模式。利用灾难和伤病数据，对过去灾难进行分析，了解灾难对健康的潜在慢性影响，可为减少未来事件中的死亡率和发病率提供重要线索。

尽管如此，灾害的发生风险以及灾害发生时死亡率增加的风险，可能与人口增长、人口密度、环境退化、无计划的城市化进程以及贫困密切相关。例如，前期研究发现灾难造成的死亡率和发病率最高的国家是那些中低收入国家，而且灾难造成的危害程度与受影响地区的人口密度和该地区的脆弱性有关。依据绝对数字，在人口密集地区发生的事件通常比在人口密度较低地区发生的事件造成更大的伤害。与此类似，在经济发展不佳、环境退化或城市规划造成高脆弱性的地区，发生的危害比在稳定地区发生的危害更大。这里所提到的脆弱地区，包括河流流域、未设防的沿海平原和容易发生滑坡的山坡。实际上，这些因素间存在着相互联系，许多低收入国家有大量人口生活在脆弱性高的土地上，灾害、高人口密度和高脆弱性的交叉可能导致重特大灾难的发生。

值得提醒的一点是，许多灾难影响大多是事件本身造成的伤害。一般来说，涉及水的灾害事件（如洪水、风暴潮和海啸）在死亡率方面最为显著，这些事件的死亡率超过了非致命性损伤的频率。相比之下，地震和与强风有关的事件往往表现出更多的创伤和由此发生的死亡。与人为灾难相关的伤害模式在死亡与非致命伤的比例上变化更大。

2. 灾难脆弱性以及灾难脆弱性分析　各种自然灾害或人为事件是经常发生和难以避免的，人类社会始终存在着各种各样的危险。然而，危险不一定就会形成灾难。有充分的预防和准备，一场重大事件中可能遭受很少的损失，而没有准备或准备不充分则可能损失巨大。脆弱性（vulnerability）是指个体生命或人群生存状况在遇到特定伤害时处于危险状态的程度。这种伤害是指直接或间接影响人群健康的事件。在人群脆弱性定义中有两个关键词：人群暴露于某种伤害的程度和人群生存环境对灾难（伤害）的敏感性和从灾难（伤害）中恢复的能力。人群暴露于某种伤害的程度，以及人群生存环境对伤害的敏感性和从伤害中恢复的能力。测定人群对某种伤害的脆弱性不仅应考虑到人群暴露于伤害的程度，还应考虑到人群生存环境对灾难（伤害）的敏感性和从灾难（伤害）中恢复的能力。人群生存环境的变化常影响人群"吸收"伤害的程度。目前影响人群"吸收"某种或某些灾害的环境因素包括两个层面上的因素。在社区人群层面上，地区人文环境退化和去森林化程度、城镇化程度、主要建筑物位置和结构、交通拥挤情况、河床疏通情况、医院配置情况、人群社会经济状况、人群主要生产和生活方式等；在国际和国家层面上，全球气候变化、国际债务减免政策、国内土地开发计划、交通和通信基础设施、政府稳定性、法律执行情况、国家公共卫生基础水平和人群整体受教育水平等均直接决定了人群脆弱性。以上这些因素均可以作为人群脆弱性的评价指标。

灾难脆弱性分析（hazard vulnerability assessment，HVA）是指对特定人群可能遇到各种伤害中任何一种伤害的可能性、社区人群对伤害的易感性、伤害后果的严重性和医疗资源应对水平进行的系统分析。灾难脆弱性分析的目的是确定哪些人群面临某种灾难危险，需要在灾难准备阶段和减灾工作中弥补不足并降低这种危险，同时为评估灾后重建/恢复提供基础数据。脆弱性分析能极大地帮助应急救援决策者确定灾难威胁程度和种类、应对灾难的预算和有针对性的资源分配。灾难脆弱性分析结果往往是灾难应急管理系统的组成要素。有很多方法可以进行 HVA，其中，Kaiser 模型从多方面全面评估潜在的风险事件，是目前应用最广泛的 HVA 评估模型，可以帮助识别和评估最常见的灾害风险。

以医院脆弱性分析为例，HVA 为医院提供了基础，以确定危机期间可能发生的最可能的标准和对应急服务和其他资源的潜在需求，从而采取有效的预防措施，并制订协调的灾难响应计划，以及恢复活动的优先级。方法上较常采用风险评估矩阵，包含灾害发生概率、人员伤害、财产损失、服务影响、应急准备、内部反应和外部支持等。医院应针对已识别的前 3~5 种危害制订具体的缓解措施和事件响应计划，并应强调针对这些危害的培训和演习。HVA 作为应急管理计划的需求评估，这个过程应该有社区合作伙伴参与。医院 HVA 应考虑可能影响医院的社区计划中确定的危险。在一些社区，医院和社区 HVA 一起开发。医院应记录每年对其 HVA 的审查，并传达给社区应急响应机构。值得注意的是，市和县也需要准备 HVA。

3. 卫生应急能力（public health emergency competency）研究　能力（competency）是个复杂的多维概念，一般包括个人、组织机构和系统能力等不同层次。卫生应急能力包括广义和狭义两方面的内涵：广义的卫生应急能力是能够有效预防突发公共卫生事件的发生，控制、减轻和消除突发公共卫生事件和其他突发公共事件引起危害的能力。狭义的卫生应急能力则是个人、组织或系统能够有效采取行动以应对突发公共卫生事件的能力。近年来，在面对灾害情景时，基于公众视角的应急素养（emergency literacy）和基于专业视角的卫生应急队伍能力（emergency competency）研究引起了广泛的关注。卫生应急素养是健康素养的重要组成部分，是指公民获取、理解并应用卫生应急信息、知识、规律和技能后，有能力预防、管理突发公共卫生事件及开展应急医学服务和防控。我国在 2018 年就发布了《公民卫生应急素养条目》，共 12 条，包括突发公共卫生事件应对、突发事件紧急医学救援、中毒及核辐射应急处置等基本知识和要求。卫生应急队伍（emergency medical teams，EMTs）是为应对紧急或长期风险和具有健康后果的突发事件而建立的专业队伍，包括国际卫生应急队伍（international emergency medical teams，I-EMTs）和国家卫生应急队伍（national emergency medical teams，N-EMTs）。卫生应急能力建设是卫生应急管理和卫生应急体系建设最重要的核心部分，EMTs 在卫生应急体系和能力建设中发挥着主体和能动性的作用，其应急能力强弱直接关系到突发事件的应对效率和处置质量。针对卫生应急能力的研究问题包括卫生应急能力评估理论与评估工具，卫生应急能力提升和能力建设的途径。

4. 卫生应急预案研究　应急预案（emergency plan）指面对突发事件如自然灾害、重特大事故、环境公害及人为破坏的应急管理、指挥、救援计划等。卫生应急预案（Health Emergency Plan）是针对可能发生的灾难事件，在风险分析和评估的基础上，预先制订的应急计划与应急行动方案，其目的是在发生灾难时迅速、有序、高效地开展应急行动、降低损失，是救援医学实践的规范和指导性文件。卫生应急预案主要包括专项预案、部门预案、各级各类医疗卫生机构预案，并明确提出不同层级的卫生应急预案内容应当各有侧重，这些应急预案在实践过程中不断完善、不断更新，以真正提升其实用性和操作性。一部好的应急预案不仅让卫生应急决策者减少决策的时间压力，从而减少灾害事件发生时的心理紧张感，同时也可以指导决策者合理配置应急资源，增加应对行动的科学性。

二、与响应处置相关的研究问题

支持即时响应工作，采用科学的数据收集和分析方法（如监测、评估），根据数据提出建议，以帮助应急响应与处置（response and treatment）工作。

1. 灾难相关健康问题　灾难对公众健康造成的影响，其中一些是直接的，是由灾难的实际破坏力或这些力的直接后果造成的。大多数灾难的最大影响在于其事件本身带来的伤害。直接的健康影响包括房屋结构倒塌或飞出的碎片（如钝器创伤）所致伤亡；另外，也可能导致间接的健康影响，由灾难造成的不安全或不健康的条件造成的。例如，卫生设施减少、医疗服务（初级保健、医疗等）减少以及基础设施（电力、水等）受损导致发病率和死亡率增加。

在灾难期间，重要的是进行灾害监测，以确定对受影响人群健康影响的程度和范围。监测是对死亡、受伤和疾病数据的系统收集、分析和解释，使专业人员识别社区中的不良健康影响因素。灾难监测使我们能够识别风险因素、跟踪疾病趋势、确定行动项目和针对性干预措施。使我们能够评估灾难对人类健康的影响，并评估与规划和预防相关的潜在问题。虽然每一场灾难都是不同的，但它们之间有相似之处，我们可以将从每一次应对中获得的知识应用到下一场灾难中。

灾难监测按照监测内容通常被广泛归类为死亡率和发病率监测。在大多数灾难情况下，短期内传染病的暴发不是首要问题。疫情暴发的风险不会在事件发生后立即出现，而是在一到两周后，而且只有在人口大量流离失所和卫生服务中断的情况下才会出现。灾难发生后，人们通常最关心的是人口流离失所的影响。自然灾害和人为灾害通常会摧毁相当数量的财产，包括房屋和农场。从健康角度来看，人们关心的是几乎没有或没有庇护所（环境暴露）以及现有庇护所过度拥挤的影响。从长远来看，还可能存在一个健康问题，即是否有能力为受影响的人口提供足够的食物。

灾后快速卫生评估特指灾难事件发生后在最短时间内开展的，以及时了解灾区基本公共卫生状况、分析灾区居民首要卫生需求为目的，调查内容简洁、现场可快速完成的评估。灾后快速卫生评估由于其紧迫性，对准确性和细致程度的要求相对较低，更为注重信息的及时性和全面性。因此，快速评估一般要求在灾后紧急救援期完成，不需详细，针对某一医学专题，要求全面粗略掌握灾区的卫生状况，一般针对群体而非个体，即多为对灾民安置点而非灾民个体进行的调查。

灾害发生后灾民的居住、食品、饮用水、环境卫生、媒介生物、医疗和公共卫生服务等面临极大威胁和隐患，此时需要启动灾后快速卫生评估，以便于全面了解灾区居民的卫生状况和需求分析。进行灾后快速卫生评估时，对灾害可能波及的因素均应开展应急评估，包括致病因素、环境场所、应急队伍、处置措施、人群健康需求、生活条件等。其中卫生学方面评估主要评估公共、生产经营工作、教学等场所卫生质量和健康影响因素是否已达到并符合有关卫生标准和卫生要求。所有与污染源接触的相关物品均应当进行生物学、物理学和化学指标的卫生质量评估。对病原学监测与鉴定，并建立检测质量控制体系。对污染源还应当进行潜在危害作用和其他危害作用等的评估。

2．卫生服务基础设施的破坏   灾难往往会对建筑物和公共卫生基础设施造成破坏，从而影响患者的治疗。首先是对卫生保障系统的损害（damage to healthcare system），包括受损设施与受损的配套基础设施（如水、污水）；其次是灾害导致的医疗需求激增（medical surge），灾难性医疗需求激增（disaster medical surge）是指由灾难事件导致的医疗服务需求在短时间内显著增加或需求异常复杂的状态。由于医疗应对系统的灾难易损性，使其应对灾难性医疗需求激增比日常医疗需求激增更加复杂，包括创伤患者的系统负荷过重与慢性病恶化（如糖尿病、高血压）；最后是基本需求供给减少，包括专业卫生服务人员减少与医疗卫生资源供应短缺（如药物、疫苗等）。

3．灾难数据收集与分析问题   为有效、快速地支持救援响应与处置工作，采用科学的流行病学数据收集与分析方法（如监测、评估），根据数据分析提出科学建议，以帮助灾难的响应与处置工作是重要的、也是必要的。在灾难响应与处置阶段，哪些数据是需要关注的？这些数据能解决和提供什么信息？使用什么方法和工具获取这些数据？在什么时间点去获取？谁来完成这项工作？回答好这些问题，将是灾难数据收集与分析问题的关键核心问题。

三、与恢复重建相关的研究问题

恢复与重建（recovery and reconstruction）是在预防准备、响应处置工作结束后，对受损组织机构、法律、社会秩序、公共设施等进行的组织层面、社会层面、物质层面和精神层面的恢复与重建，通过重新建立使各方面恢复到灾前原有的正常状态或更好。恢复与重建每个阶段的时间与内容在各国不尽相同，取决于政府的重视和政治意愿，以及国家的经济和技术实力等诸多因素。《国家突发公共事件总体应急预案》中恢复与重建工作包括善后处置、调查与评估、恢复重建三个方面。恢复与重建一般分为两个阶段，即过渡期（3～12 个月）和恢复重建期（1～3 年）。恢复重建步骤一般包括建立恢复重建机构、确定恢复重建目标、制订恢复重建计划、组织恢复重建的实施、评价恢复重建效果等内容。

1. 灾难应急响应与处置措施的效果评价问题　灾难应急响应与处置的效果评价属于善后处置的后期评估范畴，是对灾难事件的应急响应与处置措施进行评估。评估内容主要包括事件概况、现场调查处理概况、患者救治情况、所采取的应急措施的效果评价、应急响应过程中存在的问题和取得的经验及改进建议。

2. 恢复重建效果评估问题　恢复重建效果评估是调查与评估工作的范畴，对恢复重建效果评价分为现阶段规划和建设项目评价两个方面，评价的意义在于通过特定的程序与标准，对恢复重建工作进行检测，根据反映工作进程的质量或成果水平的资料和数据，与目标进行比较，从而对工作的质量或成果的水平做出合理的评判，以促进恢复重建工作有效合理地进行。评价指标包括损失评估和项目绩效评估两个方面。

3. 灾后心理重建问题　灾后心理重建属于恢复重建的范畴。灾难发生时，因个人或家庭的生命、财产受到威胁，可发生各种行为反应，造成不同程度的心理创伤，涉及灾害暴露的所有群体，如灾区群众、伤员、救助者等。人们对灾难的理解和准备不同，反应也会存在差异。灾难事件的威胁性、紧迫性、震撼性和后果的不确定性，是造成心理危机的根本原因。研究表明，重大灾难后抑郁和创伤后应激障碍的发生率更高。20 世纪 90 年代以来，我国开始在处理重大灾难及公共卫生事件的救援活动中有组织地开展心理救援。灾难的心理健康后果是另一个具有短期和长期影响的重要健康问题，包括灾后心理状态的评估和心理重建。

第三节　提出和构建灾难流行病学研究问题

阿尔伯特·爱因斯坦指出："提出一个问题往往比解决一个问题更重要，因为解决一个问题也许仅是一个数学上或实验上的技能而已。而提出的新的问题、新的可能性，从新的角度去看旧的问题，都需要有创造性的想象力，而且标志着科学的真正进步。"

一、在救援医学实践中提出相关研究问题

在灾难医学救援实践中，一方面要不断地将更新的救援医学知识转化为解决灾难医学问题的决策，从而促进和保障受灾人群的健康，同时，也在反复验证现有知识和技术能否完全地解决灾区人群的问题。救援实践是救援医学研究问题的基本来源，而尚未解决的问题和不断产生的新问题是推动救援医学不断发展的动力。

如何提高自己在灾难医学救援实践中发现问题的能力呢？第一，要善于观察，勤于思考，对救援实践中观察到的与现有的救援技术、救援装备、救援管理等相关知识不相符的现象或小概率事件保持职业的警觉。第二，学会适度地对现有的救援医学知识保持谨慎的态度，保持好奇心和学习的态度。第三，慎重选择专业和科学的信息来源，在整个救援医学职业生涯中始终关注救援各个领域的进展，持续更新知识以不断深化对灾难导致伤害的认识（即使是非常明确的死亡和伤害），同时要不断追踪新的医学救援技术和装备的进展。第四，精选优秀的科技期刊坚持阅读，不断了解其他相关学科，尤其是交叉学科的相关进展，以拓展思路，提出救援医学的研究问题。

二、通过文献和学术交流提出研究问题

灾难医学本身就是新兴、交叉、边缘性学科，因为知识面窄和经验不足，刚进入此领域的人员很容易提出不明白的问题，虽然提出的许多问题可能早有明确的答案，同时这些初级的研究人员也可能会提出一些重要的、新的研究问题。无论是哪种情况，提出问题是确定研究问题的第一步。救援医学是伴随人类文明的进步而发展的，当前的救援医学虽然已经积累了一定的

救援医学知识，多数灾难场景下的卫生救援已经有系统的理论和不断更新的检伤分类、医疗救援规范。一般专业书籍提供的是较为系统、成熟和共性的知识，而医学文献则可动态地提供新的知识和研究进展。阅读文献和专业书籍一方面帮助救援医学专业人员了解所提出的问题的研究现状，深化对所关注问题的认识程度，得到方法学的启示；另一方面，定期无特定目的阅读本学科或综合的核心期刊的文章也会激发新的思路和提出新的想法。好的文献综述可以使人在较短时间内对某一专题的研究问题、研究进展、已经获得的知识和尚需继续研究的问题得到系统的认识。自己动手写综述则可以得到更为全面和详细的知识。参加学术活动也是促进发现新的研究问题的极好机会，因为学术交流，特别是优秀专家的讲座会高屋建瓴地综述学科的最新进展和提出将来的研究方向。

三、通过救援医学规范和科研规划查询研究问题

近 20 年来，流行病学和循证医学理论的不断完善和在卫生领域研究中的应用，极大地促进了医学实践的科学化制定和更新过程。标准化的医学救援规范和指南对每一种灾难或预防措施均按证据级别分类，并会对特定灾难目前在预防和响应上尚未解决的问题进行总结和论述，指明哪些灾难或哪些灾难影响的特殊人群的医学救援还缺少证据，并指出新的研究方向。各国科研管理机构和基金会也会定期发布研究方向的规划和指南，说明需要研究的领域和需要研究的问题。我国科技部、卫健委和地方科研管理机构的互联网网站都会定期公布各种科研计划或项目的招标指南，灾难流行病学专业人员可以从中找到政府关注的健康问题和计划资助的研究项目的方向，并应当学会利用互联网查询与自己感兴趣的研究问题相关的信息，同时寻找感兴趣的研究课题。

四、如何构建和转化灾难流行病学研究问题

在医学救援实践中每天都可能会产生诸多新的研究问题，但这些问题必须通过进一步的思考分析才能转化成完整的研究问题。一个清晰、完整的研究问题是选择合理、正确的研究方法和组织、实施研究的前提和基础。下面讲述如何将灾难医学救援实践中发现的现实问题转化成真正的灾难流行病学

的研究问题。

1. 深究问题的根源   灾难流行病学研究的问题常常是从大量已知和未知的灾难医学救援实践基础上提出的，灾难流行病学专业人员首先应具备扎实的灾难医学和其他相关学科的基础知识，在面对疑惑的问题时，可以通过连续地问"为什么"而触及问题的根源，或从貌似偶然的现象中发现必然规律。例如，一名灾难流行病学研究者发现早期经历过地震灾害的创伤个体，跟踪随访多年后，其心血管风险事件的发生风险较高。当面对这类问题时，流行病学工作者可以提出的连续问题包括"早期创伤暴露个体为什么会发生较高的心血管事件呢？""心血管事件发生的危险因素有哪些？""灾害创伤暴露与哪些心血管事件风险因素有关？""创伤发生年龄是否与心血管事件发生风险有关联？"等。通过文献检索研究发现这的确是一个非常值得进一步研究的问题，有着重要的现实意义。

2. 构建完整的研究问题   构建研究问题是为了使研究问题的定义、层次、涉及的范围和相关的影响因素更加清晰、明确。可以首先建立工作模型（working model）或概念模型（conceptual model），把中心的研究问题考虑为一个回归模型的因变量。例如，如果研究问题是如何改善某种伤病的长期预后，可以先将该伤病的长期预后作为工作模型的因变量考虑，并给予明确的定义，如长期是几年，预后采用什么指标，接着将所有可能影响该伤病长期预后的因素列为自变量，也分别给予明确的定义。这样就比较容易把研究问题和相关的因素界定清楚和考虑周全，继而指导对研究问题的可行性评价和研究设计的选择。

3. 充分论证   充分论证是研究问题构建必不可少的环节，是研究质量的可靠保证，可促进研究方案的完善。通过与研究小组或相关领域专家的充分讨论及文献的检索阅读，进一步确定要研究的问题和范围，建立明确、具体的研究目的和目标。研究问题往往为问题形式的研究目的，而研究目标则代表为了实现研究目的而确定的具体研究内容。

第四节   灾难流行病学研究问题选择

选择问题是研究活动的起点，问题决定研究活动的目标和方向，体现研究的专业理论、研究方法、开阔的视野、敏锐的洞察力、比较强的判断力、丰富的实践经验等水平。

一、选题是否具有重要性

选题的重要性主要从研究需求的大小和来源，研究结果可能导致的变化或带来的效益的角度来衡量。

1. 拟开展研究的健康问题是否在灾难医学救援中属于常见和多发问题，此问题的解决是否可能惠及较大的灾难受累群体。

2. 拟开展的研究是否属于国家或地区的研究规划中列出的研究重点。

3. 研究结果是否可能在一定程度上改善灾难医学救援实践。

4. 研究结果是否可能增添新的知识并具有一定的科学影响力。

5. 研究结果可能产生的社会影响力。

6. 研究结果是否可能推广或转化成具有自主知识产权的相关产品。

二、选题是否具有可行性

可行性是指完成拟开展的研究项目所需要的主、客观条件是否具备。一般情况下，研究项目越具有重要性和创新性，它所受的限制越多，往往越具有局限性，换句话说，它的可行性就越差。重要性是基础标准；创新性建立在重要性之上的新标准；但可行性至关重要，一个无论多么有创新性和重要性的课题，如果不可实施，那基本就是空想。

灾难流行病学研究项目可行性评价主要包括如下几个方面：

1. 技术可行性（technical feasibility）　研究项目需要的技术能力是否可以满足，如研究者是否具有相关的专业知识背景，是否有前期工作基础，是否具有符合研究需要的仪器设备和其他技术能力。

2. 经费可行性（economic feasibility）　研究问题转化成研究项目一般需要经费支持，研究经费可以有多种申请渠道，但不同的研究资金有不同的资助额度，应根据研究者可能得到的经费支持强度判断选择的研究课题是否在经费上可行。

3. 操作可行性（operational feasibility）　操作可行性主要考虑拟开展的研究项目在具体实施阶段的各个环节所需要的条件是否可能具备，如研究需要入选某种疾病的患者，根据样本计算至少需要 500 名，但这种疾病的患病人数较少，或研究者本人无能力入选足够的病例数，这样即使有技术能力和经费支持也很难在时限内完成研究课题。研究需要的人力是否具备合格的资质和是否充足也可以归结到操作可行性的评价中。

4. 时间进程可行性（schedule feasibility） 包括研究者本人和研究团队的时间安排，所申请的研究基金对项目的时间进程的要求和研究设计本身需要的时间是否符合。对复合型或综合性、大团队项目，还要具备协调各子项目团队协同配合的能力。

三、选题是否具有创新性

创新性是指研究问题和采用的研究方法具有原创性、独特性和首创性，但在救援医学实践工作中提出的研究问题不一定是新的问题，也往往不是从未有人研究过的问题，在方法学上大部分需要参考标准化的研究设计，但任何研究问题都应当是尚无明确答案的问题，或已经有明确的阶段性答案，需要发展和完善。研究结果应能增加新的知识或信息。研究者的创新思维能力是创新性研究最重要的基础，创新能力取决于对现存知识和方法缺陷的认识与评价能力、希望发展或完善别人提出的新观点和新认识的内在动力大小及在广泛接受的常识中发现矛盾和问题的能力。

四、选题是否符合伦理标准

灾难伦理学（disaster ethic）是医学伦理学在灾难医学救援领域的延伸，伦理学的思考在灾难研究中是不可或缺的。一方面，对任何灾难医学研究问题的研究过程都应符合医学伦理标准。医学研究的伦理性评价应遵照普遍接受的指南，包括被国内外广泛接受的《赫尔辛基宣言》。另一方面，还需关注主要问题是研究活动会不会直接或间接地伤害到研究的参与者和更多人群。比如在灾难发生过程中或发生后的第一时间里，对疏散人群和急救人员的现场观察和采访可能会妨碍救援的进程。同样，采访灾难遇难者他们的遇难经历有可能会在原有基础上，进一步造成他们心理上的压力和痛苦，这对预期研究并不利。尽管灾难研究者在一种紧急情况下进入灾区，但是在他们设计研究方案和接触研究人群前，必须将这些或其他的一些伦理问题考虑进去。

第五节　灾难流行病学研究问题实例剖析

一、研究实例名称

2008 年汶川地震中房屋损坏对幸存者健康的长期（10 年）影响。

二、研究问题提出的背景

灾难经历会对健康产生长期影响。然而，对于灾难经历与人们长期健康之间的联系途径知之甚少。住房是健康的关键社会决定因素。健康的住房可以提供安全感、隐私感和归属感，并支持身体、心理和社会全面健康的状态（WHO，2018 年）。此前的研究表明，更好的住房负担能力和条件与更好的健康状况有关。相比之下，住房损坏在短期和长期都是对人口健康的巨大威胁，因为它会降低住房条件，甚至造成更多的住房负担。房屋损坏经常发生在自然灾害中。它不仅是灾害暴发期间对居民生命的危害，也是灾难恢复期间对幸存者健康的潜在风险因素。此前的研究表明，在灾难中遭受房屋损坏的幸存者的心理、身体和总体健康状况比没有遭受房屋损坏的幸存者差，主观幸福感也比没有遭受房屋损坏的幸存者差。大多数研究都支持，房屋损坏与各种健康结果之间的关联在灾难发生后的几个月到几年之间仍然存在。因此，中国学者开展了一项针对 2008 年汶川地震幸存者，其房屋受损对健康的长期影响的调查研究。

三、研究问题的构建

1．研究对象
（1）2008 年四川汶川地震的幸存者。
（2）18 岁及以上的成年人，居住在农村地区。
（3）排除地震发生后搬到选定区域的参与者。
2．调查措施
（1）调查方式采用入户调查，面对面访谈。
（2）调查范围在四川省成都、绵阳、广元和阿坝进行，覆盖了 2008 年汶川地震"重灾区"和"极重灾区"的 30 个县。

（3）采用比例概率抽样（probability proportional to size，PPS）整群抽样方法选择住户。

（4）调查由经过培训的调查员实施，以保证数据质量。

3．调查指标

（1）结局指标为健康状况"好"或"差"，通过对过去两周的健康状况自我评估获得。

（2）灾害暴露变量是 2008 年汶川地震造成的房屋损毁程度（"倒塌""严重损坏""中等损坏"和"无损坏"）。

（3）中介变量是 2008 年汶川地震造成的生活水平下降（"是"或"否"）和债务负担（"有"或"无"）。

（4）协变量为调查对象的社会人口学（性别、年龄、种族、婚姻状况）以及项目实施时的社会经济学因素（文化程度、职业、主观经济状态等）。

4．研究结论　自然灾害中的房屋损坏对幸存者的健康构成长期风险。长期政策和干预措施对于保护和促进住房受损幸存者的健康是必要的。除了房屋重建援助外，还可以制定政策和干预措施，以提高生活水平和财政状况，保护幸存者的健康。

💡 **思考题**

1. 简述灾难流行病学相关研究问题。

2. 简述提出灾难医学研究问题的主要途径。

3. 简述灾难流行病学研究问题的选择。

第三章
灾难流行病学研究设计原则

　　遵循经典流行病学研究的群体原则、现场原则、对比原则和代表性原则的前提下，基于灾难医学救援实践的视角，灾难流行病学研究设计还应注意把握随机化原则、对照原则、盲法原则和重复原则。随机化包括随机抽样和随机分组，是提高研究质量的关键；"比较"为各种科学研究的基本方法，设立对照的目的就是为了比较；为了避免由于研究对象和研究者主观因素带来的信息偏倚，采用盲法原则客观地反映实际情况，保障研究结果的真实性；重复原则是在相同实验条件下进行多次研究或多次观察，以提高实验的可靠性。

第一节　随机化原则

随机化是灾难流行病学研究的重要方法和基本原则之一，正确应用随机化方法是提高研究质量的关键，因为其有助于控制选择偏倚和混杂偏倚。随机化（randomization）是指将研究对象随机分配到任何一个组中去，使每个研究对象都有同等的机会被分配到各组，以平衡组间各种已知和未知的混杂因素，从而提高组间的可比性，避免造成偏倚。

一、随机化的作用

随机化是保障大量不可控制的（包括已知的和未知的、可测量的与不可测量的）非处理因素在各组间分布均匀的一种统计学措施，也是对研究结果进行外推的重要前提，随机化贯穿于实验设计和实施的全过程。通过随机化选择研究对象，可以得到一个有代表性的样本。因此，随机化是实验性研究中保证组间均衡、可比的重要手段。

随机化的作用可归纳总结为以下几个方面：①使组间具有可比性；②控制研究实施人员与研究对象的倾向性；③使研究设计符合统计学要求；④使研究中的随机误差大小可评估，保证结果的可靠性和科学性。

二、随机化的类型

在灾难流行病学研究中，随机化主要体现在随机抽样与随机分组两种形式，另外还有试验顺序的随机化。

1. 随机抽样（random sampling）　随机抽样是使每个符合条件的研究对象都有同等的机会被抽中，从而保证所得样本有代表性。在科研工作中，由于人力、物力、财力以及时间的限制，同时难以把全部、各种类型的，符合纳入标准的目标人群纳入研究，只能根据研究需要，选择一定数量有代表性的人群作为研究对象。这就需要采用随机化的抽样方法，使目标人群中的合格研究对象，具有同等被选择的机会参与研究，以反映目标人群的总体状况，并避免选择性偏倚（selection bias）（图 3-1）。例如，一项有关居民意外伤害患病率的横断面研究，在某市 16 个区中采用多阶段随机整群方法抽取 8 个区作为样本进行研究。

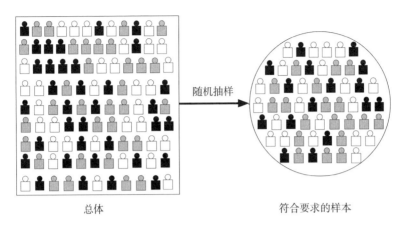

总体　　　　　　　　　　　　符合要求的样本

随机抽样

图 3-1　随机抽样示意图

2. 随机分组（random allocation）　随机分组是使每个受试对象被分配到不同处理组的机会均等，使不同组间的非处理因素具有均衡性或可比性。将抽取的符合要求的样本（或连续纳入的非随机抽样样本）应用随机化方法进行分组，使样本中的所有研究对象都有同等的机会进入"试验组（experimental group）"或"对照组（control group）"接受相应的处理。特别是研究对象被分层（stratifying）后的随机分组，能使组间的已知或未知影响因素达到基本一致，从而增强组间的可比性（图 3-2）。

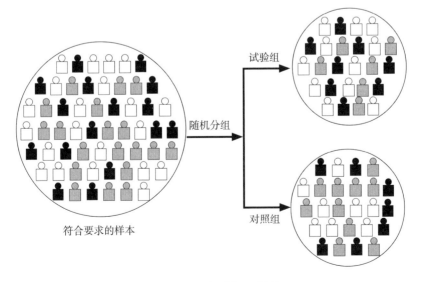

符合要求的样本　　　　随机分组　　　试验组

对照组

图 3-2　随机分组示意图

3．试验顺序的随机　每个受试对象接受不同处理措施的先后顺序机会均等，从而平衡试验顺序对研究结果的影响。

实施随机化的原则，最重要的就是为了防止人为主观因素。对研究对象选择或分组的干扰，包括来自研究者或被研究者的两个方面的人为干扰，从而避免选择性偏倚的影响。但注意，随机化不是"随意"，更不是"随便"。尽管如此，仍然有些研究者对上述两个随机化的概念存在混淆，有研究报告"分别随机抽取 N 名研究对象作为试验组和对照组"，该研究者将随机抽样误认为随机分组。

三、随机化的方法

1．简单随机化（simple randomization）　简单随机化又称单纯随机法、完全随机化，除了对受试者数量及组间分配比例有所要求外，对随机化序列不附加任何限制的随机化过程。此类随机化的具体方法有多种，最简单的是抽签、抛硬币或掷骰子，但若样本量较大时比较麻烦。最常用的是按随机数字表数字进行分配，目前可用计算机进行，按有关软件经随机数发生器产生随机数，此方法常用于大样本抽样。

利用随机数字进行简单随机抽样的基本步骤如下：

（1）确定目标人群的特征。

（2）将目标人群中的每个个体编号、排序。

（3）给每个个体分配一个随机数字。

（4）预先确定选择研究对象的方法。如欲抽取 50% 的人群作为样本，则可以按照随机数字是偶数或奇数来确定；如欲选择 1/3 的人群，则可以把随机数字除以 3 后根据余数的情况选择；也可以根据随机数字的大小选择。

（5）根据随机数字选择研究对象。

一般地，假设一个总体含有 N（N 为正整数）个个体，从中逐个抽取 n（$1 \leqslant n < N$）个个体作为样本，如果抽取是放回的，且每次抽取时总体内的各个个体被抽到的概率都相等，则把这样的抽样方法叫作放回简单随机抽样；如果抽取是不放回的，且每次抽取时总体内未进入样本的各个个体被抽到的概率都相等，则把这样的抽样方法叫作不放回简单随机抽样。放回简单随机抽样和不放回简单随机抽样统称为简单随机抽样。

简单随机抽样表现为每个个体被抽中的可能性相同（概率相等），样本的每个单位完全独立，彼此间无一定的关联性和排斥性。简单随机抽样是其他各种抽样方法的基础。通常当总体内的个体之间差异程度较小和数目较少时，采用这种抽样方法。简言之，其特点是：①总体个数有限；②逐个抽取；③等可能抽样。

简单抽样方法适用于总体单位数量不大，各个单位之间变异较小的情况。如总体数量大时，必须有所有单位的名单、编号，抽样过程比较麻烦。被抽到的个体比较分散，资料收集困难，可行性不大。如总体变异大，即使采用简单随机抽样，获得样本的代表性也不一定好。此外，有些研究者为了方便，选择按伤患的生日、就诊日期、住院号、就诊顺序等的奇、偶数进行分组，这称为半随机法或不完全随机法，实际上这些不属于随机化方法。虽然容易实施，但不能保证不产生选择偏倚；若研究人员有倾向性，质量监督又不严，方法不统一，偏倚会更大，应尽量避免。

2．系统随机化（systematic randomization）　系统随机化又称机械随机化（mechanical randomization）或等距抽样，系统随机化是将总体按某种与调查指标无关的特征（如门牌号、出生日期、住院号或门诊号）对个体（或家庭）进行编号，随机抽取一编号（"抽点"）作为第一调查个体（或家庭），此后则机械地每间隔某数量抽取个体（或家庭）。采用系统抽样的基本步骤如下：

（1）确定目标人群的特征。

（2）将目标人群中的每个个体排序、编号，如从 1~N 相继编号。

（3）确定抽样间隔：

$$K=N/n$$

式中：

N 为总体单位总数；

n 为样本含量；

根据抽样间隔，把总体依次分成 K 组。

（4）在第一组人群中，用随机抽样方法抽取个体 i 作为研究对象。然后依次加上 K 作为下一组的样本号，即第 j 组内的被抽中的样本号为：$i+(j-1)×K$。以此来确定所有的样本。

例如，某医院急诊科全年有心搏骤停患者 300 例，欲评价新急救措施 B 的疗效是否优于传统急救措施 A。经计算，样本量为 50 例。按机械随机抽样法。抽样间隔为 300/50=6，在数字 1~6 中随机抽取一个数，假定是 3，则抽取的个体编号依次为 3，9，15，21，…，300，共 50 例；若其均符合纳入和排除标准，则可随机等分成新急救措施组（A 组）和传统急救措施组（B 组）。

系统随机化的优点：①事先不需知道总体内的单位数；②容易在人群现场进行抽样，特别是总体人数比较多时，也容易进行；③所得到的样本是均匀分布在总体各个部分，一般代表性较好。

系统随机化的缺点：假如总体各单位的分布呈周期性趋势，而抽样间隔刚好是其周期的倍数，则可能使样本产生很大的偏性。因此，抽样起点必须随机选择，若使用不当，则容易产生偏倚。

3．分层随机化（stratified randomization） 当总体是由差异明显的几个部分组成时，采用单纯随机抽样的方法获得样本的代表性并不很好，往往选用分层随机化的方法。先把总体按某种特征（影响变异最大的因素，如年龄、性别、文化水平、疾病程度等）分为若干层，然后分别从每一层内进行单纯随机抽样，组成一个样本。尽量利用事先所掌握的各种信息，并充分考虑保持样本结构与总体结构的一致性，这对提高样本的代表性非常重要。

采用分层随机化的基本步骤如下：

（1）根据已经掌握的信息，将总体分成互不相交的层。

（2）根据总体的个体数 N 和样本容量 n 计算抽样比 k=n/N。

（3）确定每一层应抽取的个体数目，并使每一层应抽取的个体数目之和为样本容量 n。

（4）按步骤 3 确定的数目在各层中随机抽取个体，合在一起得到容量为 n 的样本。

例如，如果男性、女性患者可能会对药物有不同的反应，为了避免男性、女性患者的数目在试验组和对照组中出现不平衡，如大部分男性集中在试验组而大部分女性集中在对照组，可分别将男性患者和女性患者在本性别内随机分组，然后再分别将分入相同组的男性、女性患者合并。

分层随机化的优点：通过分层，把内部变异很大的总体分成一些内部变异较小的层。每一层内个体变异越小越好，而层间变异则越大越好。分层可以提高总体指标估计值的精确度，比单纯随机抽样所得到的结果准确性更高，能保证总体中每一个层都有个体被抽到。分层调查除了能估计总体的参数值，还可以分别估计各个层内的情况。此外，分层抽样在使样本具有较强代表性的同时，还可在抽样过程中综合选用各种抽样方法，因此分层抽样是一种实用、操作性强、应用比较广泛的抽样方法。

分层随机时应注意：①分层抽样中分多少层、如何分层要视具体情况而定。分层不能过细，层次不能过多，一般 2~3 个层比较合适。总的原则是，层内样本的差异要小，层之间的样本差异要大，且互不重叠。②为了保证每个个体等可能入样，所有层应采用同一抽样比等可能抽样。③在每层抽样时，应采用简单随机抽样或系统抽样的方法进行抽样。

4. 区组随机化　区组随机法化（blocked randomization）是指先确定单一区组中对象的数目，即区组长度，然后将对象在区组内按事先确定的分配比例进行随机分配的随机化方法。区组长度必须是分组数的整数倍，通常取 2~3 倍。临床上区组长度设置为 4~10。区组随机化适合于研究单位比较分散或多中心研究用。其对研究样本量要求不高，多少均可，但每个区组内的例数不能过多。我们可以把区组想象成一些格子。先将指定数量的研究对象装在这些格子中，再随机化分配，并保证每个格子中每组研究对象的比例相等。如，分组为两组（A 组和 B 组），区组长度 4 为例，一个区组内的 4 个研究对象可以有 6 种排列方式：AABB，ABAB，ABBA，BAAB，BABA，BBAA；接下来需要将 6 种区组随机排列。产生一串仅包含 1~6 的随机数字，比如 25126423121362555343526422……按照上述随机数字对应的 6 种区组进行排列，或者采用其他方法随机排列。

5. 整群随机化　采用单纯随机抽样等方法获得的研究对象可能包含在总体中的每一个部分。虽然这种调查覆盖面较大，但是，调查所花的人力、物力将很大，在现场也不容易组织实施。如先将总体分成若干群组（如学校或班级、医院或科室、社区或街道等），以这些群组为基本单位，随机抽取部分群组作为观察单位组成样本，这种抽样方法称为整群随机化（cluster randomization）。整群抽样中的群（cluster）指的就是初级抽样单元，是由若干个基本单元按照一定的形式联系起来所组成的集合体。整群抽样与前面介绍的抽样方法的不同点在于抽样单元是群，而不是基本单元。也就是调查时将总体划分为若干群，然后以群为抽样单元，从总体中随机抽取一部分群，对中选群的所有基本单元进行调查。如被抽到群组中每一个个体都作为研究对象，称为单纯整群抽样。若对被抽到群组再采用随机的方法选择部分个体组成研究对象，称为二阶段抽样。如果进一步在两阶段抽样的子样本中按更低一级的单元再抽子样本，称为三阶段抽样，如此类推。

例如，某高校要调查学生急救素养水平，学校共有 3 000 名学生。可以按照已经分好的班级作为群。假设每个班 50 名学生，则总体被分为 60 个群。经过样本量计算，需要抽取 500 名学生，则要抽取 10 个群。采取简单随机的方法从 60 个群里抽取 10 个群，抽取出来的群内的所有学生均进入调查。

整群抽样的特点：①容易组织与实施，节省人力、物力；②群间差异越小，抽取群数越多，代表性越好；③与单纯随机抽样相比，抽样误差较大。因此，整群抽样调查的样本量比其他方法要增加 1/2 左右。

整群抽样设计要求各群组之间的变异不能太大，否则抽样误差比较大。

6. 多级随机化（multistage random sampling） 多级随机抽样又称多段抽样或分段抽样，是按抽样元素的隶属关系，把抽样过程分为几个阶段抽样。指从总体人群中先抽范围大的单元，后从中抽次级单元，在后者中用单纯随机方法抽取所需数量的样本。具体操作方法是：

（1）先将调查总体各单位按一定标志分成若干集体，作为抽样的第一级单位。然后将第一级单位又分成若干小的集体，作为抽样的第二级单位。依此类推，还可分为第三级、第四级单位。

（2）依照随机原则，先在第一级单位中抽出若干单位作为第一级样本，然后再在第一级样本中抽出第二级样本，依此类推，还可抽出第三级样本、第四级样本。调查对象至第二级样本者，为两段随机抽样；至第三级、第四级样本者，为三段或四段随机抽样。

多级随机抽样要注意在每个阶段的抽样中，都要采取简单随机抽样或等距抽样或分层抽样的方法进行。这种随机化适于大型现况研究，其代表性好、精确度高，但需很高的抽样技术，工作量大要求严格，故在一般的应急医学研究中不常用。

按容量比例概率抽样法（probability proportional to size，PPS），是经典的多级随机抽样，特点是总体中含量大的部分被抽中的概率也大，可以提高样本的代表性。其基本原理为由总人群中抽取一级单位，然后在后者中抽次级单位，每个抽样单元均有同等的概率从其中被抽取。其步骤为按研究目的和总体人群人数与特点，估计所需样本数，计算一级抽样单位数量和次级抽样单位数量。用系统抽样法在总体人群中抽取一级抽样单位，再从中抽取次级抽样单位，如此类推。最后用简单随机法在最低的次级抽样单元中抽取所需数量的样本。

四、随机化方案隐匿

在灾难流行病学研究中，尽管上述随机化方法，对防止主观偏倚影响研究结果有一定的积极意义，但进一步研究发现，一旦研究者获知第一个人/组的情况后，往往可以"猜中"后续研究对象的组别；也有一些研究项目，随机化方案的设计者和执行者为同一单位甚至为同一（组）人，此时的随机化并未充分发挥其应有的作用。例如，当研究人员既是方案设计者、也是研究执行者时，为得出试验措施有效的结论，可能人为地影响研究对象的人/组顺序，如让病情重的患者进入对照组而病情轻的患者进入试验组；同时，对试验组的对象予以更多的关注，导致研究者在执行研究任务中的若干测量性偏倚，从而影响研究质量，为了克服这种弊端，提出了随机化方案隐匿（concealment）和隐匿的若干措施。

隐匿是指在研究设计阶段采用某种方法隐藏分配序列，使其他研究人员和研究对象不能预测研究对象的具体入组情况。因此，实现所观测患者经干预后的一切反应都能如实记载，更好地防止测量偏倚的发生，提高证据的真实性。

随机化隐匿的方法有多种，可视具体情况创造性地应用。有关大型多中心随机对照试验，如本身采用中心电话随机化分组系统，其隐匿措施是颇为理想的；对于中、小型随机对照研究之随机化隐匿，一般可由研究者控制随机分配方案，也可将随机分组编号放入避光信封密封，当接收研究对象时，对号启封入组等。

灾难流行病学科研设计之所以将随机化方法及其隐匿作为第一原则，其重要意义在于：①通过随机化分组，可使纳入的研究对象的相关特征保持组间相对均衡，增加可比性；同时在试验中可能存在的有关混杂因素（包括已知或未知者），可因随机分组，达到组间平衡而消除干扰，因此，有利于获得真实的结果。②可防止研究者的主观任意性，及由此在研究过程中产生的选择偏倚或测量偏倚，从而也有利于获得真实的研究结果。

第二节　对照原则

两事物之间有比较才能鉴别，"比较"为各种科学研究的基本方法。欲比较，必须设置对照（control），且应是有可比性的对照。

一、设立对照的意义

灾难流行病学研究设立对照是为了比较，这要求组间研究对象必须具有可比性，即除了实验组接受的干预措施外，其他方面的基本特征都是相似的。这样实验结果的组间差别才能归之于干预措施的效应。干预实验的效应会受到一些因素的影响，如无法预知的结局、向均数回归、霍桑效应、安慰剂效应、潜在未知因素的影响等。通过设立对照，可以更加科学地评估干预措施的效果，排除非研究因素对疗效的影响。

1. 救援医学实践中所采纳的各类防控或救治措施，往往是专业人员共识为好的或比较好的，故采纳应用。但是真的好还是假的好？好的程度各自如何？这些问题都需要在救援医学科研或实践中，通过对其利弊进行比较才能得结论。所以，没有确切的对照比较是不能下结论的。在评价救治措施的疗效时，不设对照组，难以估计该措施的真实疗效。

2. 救援医学领域的科研又属于实用性质的科学范畴，它总是在不断探求比目前所用更有效、更安全或更低廉的防控或救治措施，以提高救治水平，何谓更有效、更安全、更低廉，这就需要有科学的比较对照才可能得出科学的真实结论。

3. 鉴于突发事件情境下研究对象的暴露水平不一，研究对象对相关措施的反应又受其病理、生理、心理和社会等诸多因素的综合影响，即使是同一救治措施，其客观效果往往不尽相同。防控与救治措施的效果影响因素非常多，必须有严谨的设计，并设立对照组。

基于以上理由，在灾难流行病学科研设计中，一定要依据课题的研究性质，设计好对照组。其意义可用以下符号表达：

T（处理因素）$+S$（非处理因素）$=e$（实验效应）$+s$（非处理因素影响的结果）

实验组　　　　　　　$T + S1 \longrightarrow e + s1$

　　　　　　　　　　　　$\|$　　　　　　　$\|$

对照组　　　　　　　$O + S2 \longrightarrow 0 + s2$

　　　　　　　　　　$\overline{}$

处理因素的效应　　　$T \longrightarrow e$

式中：

T 表示处理因素；

e 表示处理因素引起的效应指标的变化；

S 表示非处理因素；

s 表示非处理因素引起的效应指标变化。

　　对照组没有处理因素（O），因此，不引起效应指标的变化，其效应值为零（表示为 0）。如果对照设置合理，即 $S1=S2$。那么两组由于非处理因素引起的效应指标变化也相等，即 $s1=s2$。从而使处理因素的效应 $T \to e$ 得以显露。对照组设立后，需要检验被比较组和对照组基线时（研究开始时）在主要人口统计学及临床特征上的可比性（即 $S1$ 是否等于 $S2$），从而评价对照设立的合理程度。

二、设立对照组的原则

　　要求除研究因素，其他特征即非研究因素在比较的不同组别中分布均衡。非研究因素众多，例如研究对象的人口学特征、经济收入、社会地位、生活方式个人嗜好、膳食模式、精神心理特征和遗传因素等。如果这些因素在实验组或对照组分布不均衡，就会干扰研究结果。

　　通常通过比较容易测量到的研究对象特征，例如性别、年龄、受教育水平、婚姻状况和社会经济地位等在实验组（暴露组或干预组）和对照组的分布情况来评价对照的均衡、可比性，如果这些特征在实验组和对照组的分布没有统计学差异，就可以认为对照设立合理，具有较好的可比性。

三、设立对照组的方式

　　不同类型的灾难流行病学研究，设立对照的方式不同。下面按观察性研究和实验性研究两类进行阐述。

1. 观察性研究　灾难流行病学研究中有许多种类属于非实验性研究，因其研究对象不能随机分配，故对照设置方式和实验性研究有别。

（1）诊断试验（diagnostic test）：属于观察性研究，研究对象以金标准的结果分组，金标准确诊为患被研究疾病的列入病例组，未患该病的列入对照组。例如，计划实施一项评价肌酸磷酸激酶（CPK）含量测定对心肌梗死诊断价值的研究，其研究对象为疑似心肌梗死的患者。在研究中，这些研究对象经临床及心电图等检查，确诊为心肌梗死的患者为病例组，排除确诊为心肌梗死患者以后的研究对象作为对照组，随后对每个疑似患者进行肌酸磷酸激酶含量测定，以评价肌酸磷酸激酶诊断的真实性。

（2）病例-对照研究（case-control study）：其对照组设置与临床试验不同，既不能被随机分配，也与诊断试验不同，可包括未发生研究疾病或事件的其他各种病或事件的患者（且包括的病种愈多愈好，可防止选择偏倚），也可包括未发生任何疾病或事件的健康人。

病例-对照研究中对照的选择应遵循两条原则：①有代表性，即能代表产生病例的总体，假定所选对照一旦发病即能成为病例组的成员；②应与病例组可比。此外，还应特别注意不应将与研究因素有关的其他疾病或事件的患者作为对照。如研究吸烟与肺癌关系时，不能将大量与吸烟有关疾病（支气管炎、冠心病等）的患者作为对照，否则可能会低估吸烟与肺癌之间的关系。而应将有不暴露或有意排除可疑病因的疾病或事件的患者作对照。如研究地震创伤与创伤后应激障碍（post-traumatic stress disorder，PTSD）关联时，对照组若包括了许多经历洪涝灾害的创伤患者，将低估地震创伤与PTSD之间的关联，甚至可能造成假阴性，因为经历洪涝灾害的创伤患者也可能出现PTSD。

（3）队列研究（cohort study）：队列研究的对照选择主要有以下三种方法：

1）内对照：暴露组与对照组均在同一研究人群中。如对实施心肺复苏术（cardiopulmonary resuscitation，CPR）培训能否降低院外心搏骤停患者病死率的一项研究，将研究人群中接受过CPR培训的对象作为暴露组，其余为对照组。

2）平行对照：是外对照的一种，暴露组与对照组不在同一研究人群。因为某些情况下，如对职业病的研究，研究人群中的非暴露者不适合作为对照，应在其他人群中选择对照。

3）一般人群对照：是另一种外对照。此种对照，将研究对象所在地区整个普通人群作对照。此类对照应注意其与暴露组在主要特征方面可比。

2. 实验性研究　灾难流行病学研究中，实验性研究主要为救治措施的临床试验，常设的对照有以下几种：

（1）随机对照（randomized control）：指将研究对象按不同的随机分配方法分成试验组与对照组，试验组给予新的治疗措施，对照组给予原有的治疗措施或标准疗法或安慰剂等。

随机对照为目前各种对照中科学性最好、论证强度最高的一种。若样本量足够，则可控制混杂，使影响治疗效果的非研究因素在两组之间保持均衡。由此，若在研究对象选择、结果观察中又无明显偏倚，则两组的疗效差异可归为治疗措施（研究因素）不同所致，结果令人信服。

随机对照需要一定的样本量。对一些慢性病或罕见病的研究，需几个单位联合进行多中心协作研究，制订统一的设计方案，将研究对象进行统一编号后随机分配到试验组与对照组，保证每个单位均有一定数量、比例相当的试验组与对照组成员。

（2）自身对照（self-control）与交叉对照（cross-over control）：自身对照与交叉对照均为随机对照的特殊方式。

1）自身对照：可在口腔、眼和皮肤等同时能够在一个人身上找到试验和对照观察点的疾病中进行。如治疗骨折的临床试验，可随机选一侧病变作为试验组，另一侧作为对照组；评价两种皮肤擦伤涂抹材料的治疗效果时，可以左、右侧上肢互为对照。因此，随机自身对照仅针对可引起机体产生两个以上且较对称部位病变的疾病。

2）交叉对照：适用于一些慢性、病情短期变化不大的疾病，如高血压、冠心病、支气管哮喘等。设计时将研究对象随机分为试验组与对照组，但整个研究分成两个阶段。第一阶段为试验组的病例在第二阶段应作为对照组，第一阶段为对照组的病例则相反。

交叉对照设计必须满足两个前提。第一，第一阶段与第二阶段之间应有一个间歇期，在此期间，第一阶段试验组实施新治疗措施的作用或对照组实施标准（或安慰）措施的作用，在所有研究对象的体内应完全消除，即治疗作用应在间歇期内完全被"洗脱"，因此间歇期又称为"洗脱期"。洗脱期不能太长，一般不超过两周。第二，第二阶段开始前，两组病例的基本情况应与第一阶段开始时完全一样。只有符合这两条，才能进行交叉对照的设计，否则将会产生偏倚。按研究对象分组的方法，交叉试验有两种设计模式：随机交叉试验和非随机交叉试验。

交叉试验优点表现为同一患者先后接受两种处理，得到两种结果，减少了样本数量，有更好的伦理性和经济性；患者自身前后做两种疗效的比较，易保存一致性，消除了个体间的差异，提高了统计精度。然而，交叉试验也有其局限性，如，仅适用于慢性复发性疾病的对症治疗，此时观察时间延长，患者易失访、退出，依从性下降；不适用于发病急、病程短的疾病研究。

（3）非随机对照（non-random control）：指研究对象未能随机分配的对照（组）。非随机对照常见的方式有两种：①按医生或患者的意愿分配。研究者将愿意接受新疗法的患者列入试验组，不愿意的列入对照组；或者将病情适合于新疗法的列入试验组，其余的为对照组。②为了方便，研究者临时指定或患者随便进入任一组。这种对照设置简便易行。但是由于研究对象未随机分配，导致两组间人口学和临床特征等很可能不均衡，甚至有显著差异，因此难以判定两组间疗效的高低是治疗措施（研究因素）不同造成，还是非研究因素存在差异引起。基于此设计方案的特点，非随机对照有一定的局限性。

（4）历史对照（historical control）：指在研究中仅设试验组，而将既往实施干预措施或者治疗手段的一组同种暴露群体作为对照组进行比较。历史对照比较方便，可缩小研究样本，节省人力、物力，但偏倚往往很大，多不可取，或仅作为后续开展更严格的试验的基础。主要由于两组人群基线特征的可比性差，且随时间推移，纳入标准、干预措施、研究人员素质、生活水平等均在改变。如，冠心病监护室（coronary heart disease care unit，CCU）建立以后，有学者将当时急性心肌梗死（简称"心梗"）的病死率（15%）与以前的（25%）作比较，认为CCU能降低心梗病死率。但其他学者认为病死率的下降可能是由于诊断方法改进后更为敏感，从而发现了很多轻型患者。后有人将264例心梗患者分配在家与医院CCU两组治疗，结果留家组的病死率为13%，与住院组（11%）无显著性差异。由此可知，CCU对大多数急性心梗患者并无更多益处（表3-1）。

表 3-1　不同流行病学研究设计类型中的对照形式及设立要求比较

研究设计类型		对照形式	设立要求
描述性研究	现况研究	按照研究对象不同人口统计学特征、时间及地区特征比较疾病的患病率	研究设计时不需要考虑如何设立对照
	生态学研究	不同地区（生态比较研究）及时间（生态趋势研究）对照	不同地区或时间（月份、季节或年份等）的疾病频率作为对照
分析性研究	病例 - 对照研究	未患所研究疾病者作为对照，可以是成组对照或匹配对照形式	暴露因素之外的因素要与病例组可比，尤其是人口统计学特征可比。如果是基于医院的病例 - 对照研究，对照不可以患有与病例组具有共同病因基础的疾病
	队列研究	非暴露组对照（外对照）、暴露组中不同暴露等级间互相对照（内对照）、总人群对照	除暴露因素外，人口学特征和其他非暴露因素应与暴露组可比
实验性研究	现场试验	根据研究课题不同，可以是空白对照、安慰剂对照、传统干预措施对照等	对照组与干预组完全可比，要求分组必须随机化
	社区干预试验	根据研究课题不同，可以是空白对照、安慰剂对照、传统干预措施对照或不去除某因素对照等	与现场干预试验要求相同
	临床试验	可以设立空白、安慰剂、传统治疗药物对照等	与现场干预试验要求相同

第三节　盲法原则

在灾难流行病学研究中，由于研究对象和研究者主观因素的影响，在设计、资料收集或分析阶段容易出现信息偏倚。为了避免这种偏倚，可以在研究设计时采用盲法（blinding 或 masking），使研究者或研究对象不知道干预措施的分配情况，从而使研究结果更具真实性和可靠性。盲法分为单盲（single blind）、双盲（double blind）和三盲（triple blind）。

一、盲法的作用

灾难流行病学研究设计的另一原则是盲法，其主要目的是使研究的观测执行者和受试者均不知道接受试验的组别和干预措施的具体内容，使他所反应的或观测记录到的临床现象和资料以及分析的结果，都不受主观意愿所左右，能实实在在地记录客观而真实的状况，进而保障研究结果的真实性。

盲法绝非"盲目"地进行临床试验，应在伦理学原则规范化的前提下，设计出的有关盲法的临床试验，有着一系列的原则和具体执行的方法学要求。因此，一旦呈现某种异常治疗反应，考虑受试者的利益是可以"破盲"，甚至终止整个试验。如，美国妇女健康启动计划中，本应治疗观察 8 年，然而，当研究进行到 5.2 年时，发现 EPT 使用者的浸润性乳腺癌的发生率超过研究设定的范围，该项临床试验的安全监察委员会提前终止了 EPT 组研究。

二、盲法的分类

1．单盲　单盲是指研究实施者与资料收集和分析人员都知道研究对象的试验分组情况，但研究对象不知道自己的分组情况，即仅对研究对象设盲。单盲固然有它的简单易行，且研究人员知情而便于应对处理，特别是对有可预知的某种试验药物之不良反应，有利于早期发现和早期处理，维护受试对象之安全性等优点。单盲最大的缺点，是研究人员总是期望新试验之结果优于对照组，于是对试验组的对象往往给予过多的关注或热情、容易出现各种测量性偏倚。此外，受试对象也可能出现"面子效应"，报乎过分的"良好反应"等，自觉或非自觉的影响，在无形中就会夸大试验的效果，使研究结果不同程度地偏离其真实性。

2．双盲　双盲是指资料收集和分析人员知道研究对象的试验分组，但研究对象和研究实施人员都不知道试验分组情况，整个试验由研究设计者来进行安排和控制。

执行双盲设计时，应注意以下事项：

（1）设计中应有科学严密的管理执行制度和可行的操作方法。对全部受试对象应执行严格规范化的观察和认真记录，尤其是注意试验的药物不良反应，严重者需"破盲"。

（2）如果试验药物和对照药物的用法不同，如 T 治疗（试验组）为每日一次，而 C 治疗（对照组）需为一日两次，除两种制剂外观保持一致外，还要做一种与试验制剂一样的安慰剂与 T 匹配，以保证"双盲"的进行。

（3）如果试验制剂与对照制剂无法做到一致时，为保证"双盲"则采用"双盲双模拟法"。如试验组为试验制剂（片剂）+ 对照安慰液体制剂，对照组为对照制剂（液体）+ 试验安慰片剂。模拟剂无论是片剂或是液体制剂，其外观、色泽均要求与其相应的参比试剂没有差别，保证盲法，在执行中应编号以防混淆误用。

（4）实施严格的监督检查制，以及定期检查回报制，以保障"双盲"顺利执行。

（5）有时某种试验制剂有特异反应，而非严重的药物不良反应，对有经验的临床医师往往难以"双盲"，例如，神经受体阻滞剂之心率减慢，血管紧张素抑制剂之咳嗽反应等。如有类似情况，在执行双盲法时则应予适当处理。

3. 三盲　三盲是在双盲试验的基础上，加上试验的数据处理和资料统计分析及其评价的一盲，也即研究实施人员、研究对象和资料收集与分析人员均不知道试验分组情况，故为"三盲"。在很多大型多中心随机对照试验中，数据管理及其分析处理，往往都是由专门的、以统计学家为首的第三方所承担，是独立于临床试验执行机构之外的。因而，就构成了研究执行者和受试对象之外的第三方，他们（资料统计分析者）仅限于知晓不同的组别资料，却不知不同组别所接受的是何干预措施（试验或对照）。在这种盲法下统计分析全部试验结果，就能保证实事求是地反映出真实的结果。三盲法临床试验所获之证据，当然是更为可信。至于中、小型的临床试验是否需要三盲试验，当然要依据具体的课题及其实际情况而定。这里应该指出的是，如果单盲临床试验，甚至是"双盲"执行不严格，往往第一手的观测资料或数据就存在或多或少的测量性偏倚。这时，即便做了所谓"资料的盲法分析"，其价值也不会有什么意义，因为资料本身就缺乏一定的真实性。

盲法应用的不同形式归纳于表 3-2。

表 3-2　盲法应用的形式

研究中设计的人员	盲法应用的形式		
	单盲	双盲	三盲
研究对象	×	×	×
研究的观察者	√	×	×
研究的评价 / 分析者	√	√	×
研究的设计者	√	√	√

注:"×"不知道实验的分组情况;"√"表示知道实验的分组情况。

三、灾难流行病学研究中主要研究类型的盲法设计

1. 干预 / 临床试验　可视情况采用单盲、双盲或三盲。在研究中,除干预或治疗措施外,其他的检查和观察也应注意盲法。

2. 诊断试验　应用被评价的诊断方法检查患者或测定患者标本时,操作者应不知道金标准检查的结果。

3. 病例 – 对照研究　询问病史、收集资料应由不了解分组情况的调查员去进行。检测标本、整理和分析资料时尽量使用盲法。

4. 队列研究　随访研究对象时由不了解分组状况的人员进行。对检测标本的实验室人员和整理分析资料的人员,应实行盲法。

第四节　重复原则

一、重复的作用

重复(repeated)是指在相同实验条件下进行多次研究或多次观察,以提高实验的可靠性(reliability)。重复最主要的作用是估计误差,只有在相同研究条件下对同一观测指标进行多次重复测定,才能计算出误差大小;重复的另一作用就是减小抽样误差,多次重复测定的均数或大样本率的误差较小,提高了研究的精确性(precision)。

　　重复的原则在流行病学研究设计中体现为样本量的大小，可以通过样本量的估计，确保样本量足够，并通过随机化抽样获得具有代表性的研究样本。满足流行病学研究设计要求的样本量可以保证研究的流行病学和统计学功效，使得研究能够检测出不同比较组别间较小的统计学差异，并获得效应值变异较小的 95% 置信区间。

二、重复的类型

　　1. 整个实验的重复　确保实验的重现性，以提高实验的可靠性。如对同一调查对象在短时期内先后调查两次或者是不同的调查员分别对同一调查对象进行调查，比较两次调查结果是否一致，如为数值变量可计算组内相关系数（intraclass correlation coefficient，ICC），如结果为二分类变量可计算 Kappa 值，这两个指标取值均为 0 ~ 1，取值越接近 1，说明两次调查结果的一致性越好；越接近 0，说明实验的重现性差。

　　2. 用多个受试对象进行重复　避免把个别情况误认为是普遍情况，把偶然性或巧合当作必然的规律，通过一定数量的重复，使结论可信。也就是要求具有足够的样本量，合理的样本量保障了研究结果的稳定性，可以使不同研究组别间的统计学差异显现出来；合理的样本量也可以减少盲目追求大样本量带来的研究资源浪费。

　　3. 同一受试对象的重复观察或测量　保证观察结果的精度。如血压的测量通常都重复测量 3 次，取 3 次的平均值。

　　在实际灾难流行病学研究中，上述随机、对照、盲法、重复四个原则应灵活、综合运用。特别是大多数灾难流行病学实验属于中、小型研究，由于样本量不多，加之灾难情境下暴露人群健康状况的多样性和复杂性，即使随机分组，组间的基线（baseline）特征也可能不一致（组间有关样本数量、影响疗效或预后的主要健康特征和疾病特点的基本情况），甚至差异有统计学意义。当然，如果是数百例以上的大型试验，则不一定追求研究前基线的可比性，因为在试验结束后，可视具体情况，做必要的分层分析以弥补。

💡 **思考题**

1. 简述灾难流行病学研究设计的原则。
2. 简述随机化原则的类型与作用。
3. 简述对照原则的类型与作用。
4. 简述盲法原则的类型与作用。
5. 简述重复原则的类型与作用。

第四章
灾难流行病学研究设计

　　灾难流行病学研究设计就是制定项目研究的技术路线和计划实施方案，它是研究工作的指南，集中体现了项目研究人员的设想和构思。研究设计是研究工作中极其重要的环节，一项科学研究成功与否，与科研设计质量密切相关。一项完善的科研设计，不仅可以节约大量的人力、物力、财力和时间，更是取得真实结果及达到预期目标的可靠保证。因此，在研究目的确定以后，必须做好周密而完善的研究设计。

第一节　研究设计的基本要素

在灾难流行病学研究设计中有 3 个基本要素需要认真考虑，即研究对象（study participants/subjects）、处理因素（treatment factors）和效应指标（effect indicator）。

灾难流行病学的研究对象通常是具有不同灾难暴露人口统计学及临床特征的人群。

处理因素是研究者施加（去除）于研究对象的某因素，该因素可以是一个因素也可以是多个因素。这些施加于研究对象的因素可以是预防制剂，例如某药物、某种生物制品，也可以是某疾病的早期筛检手段或是应急素养水平提升等；去除的因素通常是伤病的危险因素（risk factor），例如吸烟、饮酒、环境污染源的治理、居民区噪声强度的降低等。在实验流行病学中对实验组（干预组）采取的措施即是处理因素，这里需要强调的是应该对处理因素进行明确的定义，包括剂量或强度、干预或暴露时间、研究期间是否有变动等。在观察性研究中研究者没有对研究对象采取干预措施，这时就可以把研究中的暴露因素（exposure factors）看作是处理因素。

效应指标是处理因素作用于研究对象后发生的变化，也是研究的结局变量。可以是生理、生化、病理学指标，也可以是分子生物学标志物或者是疾病的发生和死亡。

考虑好这 3 个要素就可以很好地回答研究的问题（研究假设），即采用什么样的处理因素（干预措施或危险因素暴露）？作用于什么样特征的研究人群？出现什么样的效应指标改变或结局？

第二节　研究设计的程序与步骤

灾难流行病学研究遵循流行病学研究的程序，首先应用描述性研究来产生和形成假设，经由分析性研究（包括病例 – 对照研究和队列研究）检验假设，采用实验流行病学研究设计来验证假设，在此基础上进一步开展干预并建立疾病发病率或死亡率及其危险因素的长期监测系统。

灾难流行病学研究往往以观察为基础，以描述性研究为起点来呈现所研究疾病或健康状态及其可能的影响因素在不同时间、地区和人群的分布特征。虽然是描述性研究，但也可以应用分析性研究中的病例 – 对照研究方法，分析暴露因素与疾病的关系，提出初步的关于暴露因素与疾病或健康状态关系的病因假设。由于描述性研究不能区分暴露和疾病的时间关系，两者在研究对象身上同时存在，不能得出因果联系，比较的对照不是研究时按照研究设计特别设立的，仅是数据分析时按照暴露有无分组而形成，因而提供的证据级别较低。接下来需要应用设立有特别对照、用于研究暴露因素与疾病关系的分析流行病学方法进行检验。首先运用病例 – 对照研究进行初步检验，虽然这种方法设立了对照，从疾病的结局追溯疾病的病因（从果推因），但是联系的时间关系仍难以确定，尚需对该病因进行由因及果的纵向性研究，即应用队列研究来观察暴露于某因素与不暴露于某因素的人群中相应疾病的发生率，由此检验暴露因素与疾病发生的关系，进一步提高证据的级别。从因果推断的要求出发，要想确立疾病的病因，最好能提供实验证据，那么接下来就需要通过实验流行病学方法验证病因，提出更高级别的研究证据。通过这样由描述到分析再到实验的研究程序，逐步提高了研究证据的可靠性，就可根据研究结果提出疾病的干预策略和措施，将其转变成为公共卫生政策，应用到疾病的预防控制工作实践中，开展长期的干预工作，并在此基础上建立疾病发病率、死亡率及其危险因素暴露率的长期监测系统，研究其长期趋势、评价干预措施的效果并及时进行改进，最终达到控制以至消灭疾病的目的（图 4-1）。

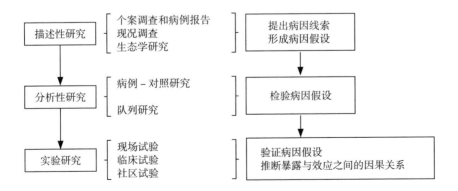

图 4-1　灾难流行病学研究的程序

灾难流行病学研究应遵循的步骤与其他医学研究一致，也需通过研究选题、研究设计、研究实施、数据整理与统计学分析和研究报告或论文撰写这些环节来完成。

第三节　研究设计的类型

一、研究设计的分类

在实际工作中要正确选择流行病学研究设计，首先需要全面了解和掌握这些方法的种类及其基本原理。按照是否对研究对象施加干预措施，可以将灾难流行病学研究设计分为两大类，即观察性研究（observational study）和实验性研究（experimental study）。

1. 观察性研究　观察性研究是在不施加干预措施的情况下，即在不改变研究对象目前的疾病状态及暴露特征的情况下，在人群中开展流行病学研究。根据是否设立有特别的对照和是否分析暴露与结局的关系，观察性研究又可分为描述性研究（descriptive study）和分析性研究（analytical study）。

描述性研究又被称为描述流行病学，通过观察而正确、详细地记载疾病或健康状态按时间、地点和人群各种特征（如年龄、性别、职业、民族等）的分布特点，也可以包括病因因子的分布特点。通过描述流行病学获得的资料也可对病因提出线索或假说，或对防治提出有效的措施。典型的描述性研究包括现况研究和生态学研究（需要说明的是生态学研究通常是用来探索病因线索的）。

分析性研究又叫分析流行病学，对所假设的病因或流行因素进一步在选择的人群中探找疾病发展的条件和规律，验证所提出的假说。主要有两种：①从疾病（结果）开始去探找原因（病因）的方法叫病例-对照研究，从时间上是回顾性的，所以又叫回顾性研究。②从有无可疑原因（病因）开始去观察是否发生结果（疾病）的研究方法叫队列（或群组、定群）研究。从时间上是前瞻的，所以又叫前瞻性研究。

2. 实验性研究　流行病学中所用的实验法也叫实验流行病学，它与一般医学基础学科的实验不同，主要在人群现场进行。人群现场是流行病学的主要的、最爱的实验室。根据研究目的、研究对象和干预措施施加的方式不同又分为现场试验、社区干预试验和临床试验。

3. 流行病学理论和方法研究　流行病学中还有一类研究为理论流行病学和流行病学方法学的研究，理论流行病学是应用数学的方法研究疾病的影响因素与疾病发生的关系，方法学的研究主要探讨流行病学研究的设计、实施和数据分析的方法。

还有一些流行病学研究设计是基于特殊的疾病预防控制实践发展起来的，例如个案病例报告（case reports）、病例系列（case series）报告（包括基于医院和基于人群的病例系列报告）、筛检及疾病监测或公共卫生监测，这些方法也是流行病学研究设计的重要组成部分，丰富与完善了流行病学理论与方法体系。

图 4–2 为不同流行病学研究设计类型的分类架构图，实际工作中的任何一种流行病学研究设计都能够在该分类体系中找到相应的位置，认真思考这些研究设计类型的分类标志，全面比较、分析和理解不同设计类型的基本原理、特征及用途，深入掌握流行病学研究设计的分类方法并能够正确选择与应用。

二、研究设计类型的选择

灾难流行病学研究的目的不同，采用的研究设计方案也不相同。如果要研究疾病的分布特征，那么就需要考虑应用描述流行病学、疾病监测和筛检的方法；如果要探讨疾病的病因或危险因素，则需要应用从描述、分析、实验到理论流行病学的所有研究设计；如果是为了早期发现患者、评价筛检试验或诊断试验的真实性与可靠性，就需要应用筛检的原理与方法。如果是研究疾病的自然史，可以应用筛检和队列研究方法；为了验证病因、评价干预措施的效果，可以采用现场试验、社区干预试验或疾病监测的方法；如果遇到原因不明疾病的暴发疫情或其他突发公共卫生事件则需要综合应用各种流行病学方法，研究其病因、制定预防控制措施并评价其效果。

也可以根据不同流行病学研究设计的基本原理，来思考可能解决的灾难流行病学问题。因为每一个具体流行病学研究设计类型都是基于需要解决的灾难流行病学问题而提出来的，充分理解每一个研究设计的基本原理，从而正确应用于需要解决的实际灾难流行病学问题。不同研究设计、基本原理及可能解决的灾难流行病学问题比较见表 4–1。

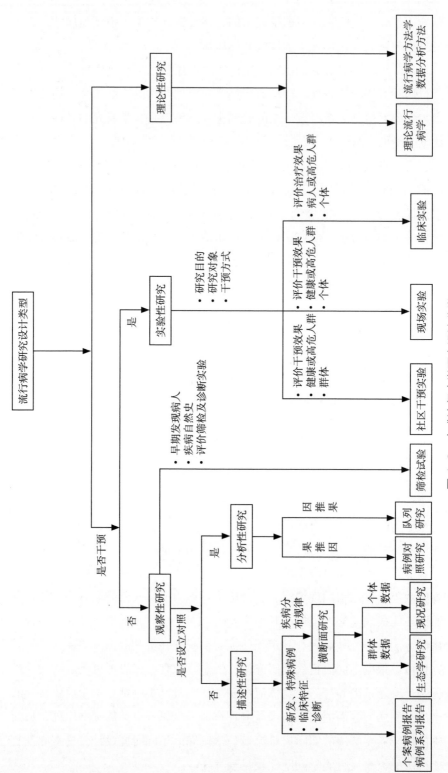

图 4-2 灾难流行病学研究设计分类

表 4-1　不同研究类型的基本原理与研究目的

研究设计	基本原理	研究目的
横断面研究（现况调查）	1. 研究特定时间和地区内人群的健康状况及疾病的患病情况 2. 测量疾病负担，寻找可疑病因（危险因素）	1. 测量疾病的患病率及相关危险因素 2. 寻找病因线索 3. 建立病因假设 4. 通过重复开展的横断面研究，可以了解疾病或危险因素暴露变化趋势，评价防治措施效果 5. 队列研究的基础
病例-对照研究	测量并比较可疑病因在病例组与对照组间的差异与相似之处	1. 寻找关联 2. 建立/初步检验病因假设 3. 使用比值比（OR）来评估关联强度
队列研究	对基线人群进行随访调查，分析基线的危险因素暴露与健康状况和研究结局的关联	1. 提供患病率的资料，尤其是基线调查阶段的资料 2. 研究疾病的自然史 3. 计算疾病的发病率 4. 寻找疾病结局与可疑病因的关联 5. 检验病因假设 6. 使用相对危险度（RR）来评估关联强度
试验（或实验）研究	施加以改善人群健康为目的的干预措施，随访并比较干预措施在人群中的效果	1. 确定病因 2. 评价干预措施对疾病自然史的影响 3. 评价干预措施的效果，进行成本-效果分析

三、研究设计类型的比较

每种流行病学研究设计都有其优点和局限性，不同研究类型的特征比较见表 4-2。

表 4-2　不同流行病学研究类型的特征比较

特征	横断面研究	病例-对照研究	队列研究	实验研究
1. 研究目的	描述分布，提出病因假设，队列研究的基础	病因学研究	病因学研究	病因学研究，干预效果评价

续表

特征	横断面研究	病例－对照研究	队列研究	实验研究
2. 研究对象	全人群/代表人群	病例/对照	暴露/非暴露	自然人群、健康人群，患者/高危人群
3. 适用范围	不适用罕见病研究	适用罕见病研究	不适用罕见病研究	不适用罕见病的病因研究
4. 研究多种暴露	适用	适用	自然队列人群适用	不适用
5. 研究多种结局	适用	不适用	适用	适用
6. 疾病频率测量	患病率	不能获得疾病频率测量指标	发病率、死亡率	发病率、死亡率
7. 联系测量指标	PR、POR	OR	RR、AR	RR、AR、NNT
8. 因果关系	只能获得因果线索	非因果联系，但巢式设计可以获得因果联系	因果联系	因果联系
9. 偏倚	存在无应答偏倚，较多存在信息偏倚，如果分析暴露因素与疾病关系，可能会引入混杂偏倚	存在较多选择偏倚，信息偏倚问题严重，存在较多混杂偏倚	易产生无应答偏倚，较少存在信息偏倚，存在混杂偏倚	存在选择偏倚，较少存在信息偏倚，存在混杂偏倚
10. 研究证据级别	低	中	高	高
11. 使用频率	高	高	较低	较低
12. 实施难易程度	取决于研究	通常容易实施	困难，需要复杂随访	困难程度超过队列研究
13. 研究时间	通常较短时间完成	通常较短时间内完成	通常需要长期完成	时间取决于不同的研究
14. 主要贡献	了解疾病负担、提出病因假设	提出并检验病因假设；若对照组是基于代表性样本，则可提供危险因素资料	了解疾病负担，验证病因假设；研究疾病自然史；建立医学正常值	评价干预措施的有效性，间接探索疾病的病因及发病机制
15. 成本投入	低	较低	较高	较高

第四节　研究设计的内容

一、研究设计内容的类型

研究设计是关于科学研究的具体内容、方法的设想和计划，研究内容可分为专业设计和统计学设计两个方面。

1. 专业设计　专业设计是运用专业理论、知识和技术进行设计，主要功能是解决研究结果的有用性和独创性。它从专业理论知识的角度来选定具体的研究课题，提出研究假设，围绕研究假设制订技术路线和设计方案。专业设计的正确与否是科研成败的决定因素。

2. 统计学设计　统计学设计是运用统计学的理论和方法进行设计。它是从统计学角度考虑问题和做出各种计划或安排，目的就是减少抽样误差和排除系统误差，保证样本的代表性和样本间的可比性，确保实验观察内容的合理安排，以便对实验结果进行高效率的统计分析，以最少的实验观察次数（例数）得出相对最优的结果和可靠的结论。因此，统计学设计是科研结果可靠性和成本效益的保证。在有些方面它们似乎是彼此独立的，而在另一些方面它们似乎又是密切相关的。

总之，二者相辅相成，相得益彰。一般来说，应以专业知识为基础、为主导，以统计学知识为辅助。涉及具体问题，应以专业知识为立足点；而一旦涉及原则问题，则应以统计学知识为依据。

二、研究设计的具体内容

1. 明确研究目的　在流行病学研究设计时，首先需要明确研究目的，即本研究的假设是什么？要回答什么问题？最好把研究的目的定量化，一项研究中虽然可以解决一个以上的研究问题，但不要过多，要注意重点突出。

2. 研究对象的选择

（1）流行病学研究对象的总体要求：能否根据研究目的正确选择研究对象，直接关系到研究结果是否可以外推至其他人群，因此在设计中要对研究对象做出明确的规定。不同的研究目的和研究类型，对研究对象的要求也不同，但有其共同之处。通常考虑选择流动性小，居住地相对稳定的研究对象；而且当地交通方便，便于研究的实施；研究对象生活和居住的社区内具有较好的医疗卫生设施，便于进行体格检查和实验室检测；研究对象在人口学和其他特征上对目标人群具有良好的代表性；研究对象具有较高的拟研究疾病的患病率或发病率、具有较高的拟研究危险因素的流行率，这样就易于选择到符合要求的研究对象并易于得到研究的结局变量；研究对象要具有良好的依从性（compliance）。

（2）研究对象的纳入和排除标准：当具体的研究目的和研究类型确定后，就需要对研究对象做出更明确和具体的要求，为了确保选择到符合设计要求的研究对象，不仅要制定详细的研究对象的纳入标准，还要有明确的排除标准。纳入标准规定了研究对象应符合的共性条件，如果具备这些条件则可以作为研究对象；排除标准规定了在纳入标准基础上的不符合研究要求的特殊条件，如果具备这些条件则需要剔除，通过这样的程序即可保障选择到合适的研究对象。在确定纳入和排除标准时，首先要对研究对象的人口学特征做出明确的规定，然后规定其他特征或条件，例如疾病及其合并症、可能的禁忌证、危险因素的暴露情况、知情同意书（informed consent）的签署情况、研究对象的依从情况等。所有的标准都要采用国际通用或国内统一的、规范和标准化的方法以便与他人的工作做比较。但要注意，被排除的对象愈多，结果推广的面愈窄，因此在设计时要综合考虑，慎重制定排除标准。

（3）知情同意书的签署：在进行研究前，研究对象必须对他们参加的研究所涉及的问题知情，并同意参加此项研究，签订知情同意书，知情同意书的内容主要包括：说明研究目的、研究范围和预期的结果等；描述潜在的可预知的危害以及可能的或预期的益处；陈述如何保密；指出研究对象可以自愿选择参与或不参与研究，并且任何时候均可退出研究等。知情同意体现了医学伦理学中的"尊重"及"有利和不伤害"原则，即研究对象有权了解该研究对健康的危害性及可获得的结果。

3．研究方法的选择 本章第二节中讨论了不同流行病学研究设计的选择指征，可以根据研究目的，考虑如何选择不同的研究设计类型。在选择流行病学研究设计类型时还需要考虑到疾病的患病率和发病率的高低，危险因素暴露率的高低，研究的人力、物力和经费情况。

4．样本含量（sample size）的估计 样本含量估计反映了流行病学研究设计中"重复"的基本原则，是在保证研究结论具有一定可靠性的前提下所需要的最小观察单位数，常需在研究设计阶段对样本含量做出科学的估计。样本含量过小过大都有其弊端，样本量过大，虽然会降低抽样误差，但同时将增加实际工作的困难，导致人力、物力和时间上的浪费；另外，过大的样本量虽可得到统计学上的差异，但可能缺乏实际应用的意义。样本含量过小，抽样误差则会较大，获得的研究数据不稳定，用以推断总体的精密度较差；此外，样本含量越小，检验效能就越低，会使应有的差别不能显现出来，出现"假阴性"结果。

样本含量的估算是一个比较复杂的问题，有 3 种估算方法：一种是经验法，即根据前人的研究结果总结的经验或者咨询同行专家而确定样本例数，该方法较为粗略；一种是查表法，即根据已知的条件查阅样本例数估计表来确定样本含量，但该方法易受列表的限制；还有一种是计算法，即根据确定的条件代入专用公式计算而确定样本含量，此种方法便于掌握，具体计算可参考相关书籍。

5. 研究变量的确定　流行病学研究中的变量可分为两大类，即暴露变量（自变量）和结局变量（因变量）。暴露变量是指影响疾病的发生或健康状况的分布的变量，是原因变量；而疾病或健康状况的状态是结局变量，是在暴露变量的作用下产生反应的变量。

区别与明确研究的暴露变量和结局变量，具有重要的流行病学与生物统计学意义。首先，它有助于选择拟研究的变量，对调查问卷的设计具有指导作用；其次，在数据分析阶段，可以指导正确选择数据分析方法及模型的建立。

在选择暴露变量和结局变量时，主要根据研究目的和具体的研究课题而定，与研究目的有关的变量要详尽，不可遗漏，不要包括无关的变量。同时要充分考虑到暴露变量和结局变量之间关系的生物学及逻辑学的合理性。然后要对每个变量的定义和测量方法做出明确的规定，采用标准的问卷、规范的定义、国际或国内统一的诊断标准。

（1）暴露变量的选择：常见的暴露变量包括研究对象的人口统计学特征、行为危险因素、营养 / 膳食因素、体力活动、精神 / 心理因素、家族 / 遗传因素、职业 / 环境特殊暴露因素、社会经济因素、生理、生化和分子生物学标志物等。

（2）结局变量的选择：不同研究课题和研究目的其结局变量不同，结局变量又可分为直接结局变量和间接结局变量，前者包括疾病的发生、死亡；后者是指病因和疾病发生之间的中间变量。直接结局变量提供的证据级别高，但通常需要随访较长时间才可获得。如果不易得到直接结局变量，也可以应用间接结局变量。

6. 调查问卷（questionnaire）的设计　调查问卷是用于收集与记录研究变量的工具，将研究变量按照一定的逻辑顺序进行归纳与编码，给定可能的备选答案（封闭式问题）或留出记录答案的空间（开放式问题），即调查问卷的基本结构。调查问卷设计好之后，应先进行预调查，根据预调查反馈的信息对调查问卷反复修订完善，必要时还需要对调查问卷的信度、效度、可接受性进行评价。还要注意在问卷调查时记录下开始时间及结束时间，作为评价问卷质量的指标之一。

7. 研究工作的实施

（1）建立研究工作的组织机构，制定现场工作手册：大型的或多中心协作的流行病学研究需要建立管理课题的组织机构，通常设立研究指导委员会（steering committee），下设各现场中心（field center）、协作中心（coordinating center）、论文撰写与发表委员会（proposal and publication committee）等，负责解决课题设计实施；现场工作手册，包括的主要内容为课题研究的背景、研究的组织机构、研究目的、研究设计、研究实施步骤、对调查中各项目的解释等，该手册用于指导现场工作的开展。

（2）现场的准备工作：在现场开始之前首先要对项目参加者进行责任分工，并根据分工不同进行规范培训，之后还要进行考核。其次要准备好现场需要携带的仪器设备和各种物品，需要指出的是如果想要得到高质量的研究结果，测量工具和仪器的校准十分重要。经过上述准备工作之后就要进行预调查，并开展充分的宣传动员工作，告知研究对象开展本研究的意义，提高研究对象的依从性。

（3）研究现场的管理：在保障研究质量的前提下，规划每天的合适工作量，将研究对象分为若干个小组，将不同的小组分配在不同的时间段内进行调查和测量，具体的时间间隔由各个小组的实际人数以及现场操作的速度来决定。在现场需要设立不同的功能分区，首先需要一个控制整个现场工作的前台，然后根据具体的研究课题可以设立临床检查室、人体测量室、问卷室、生物样本采集室等，并按照工作程序将其进行编号。研究对象需要首先来到前台，在这里进行登记、再次告知研究目的和意义、如何配合研究工作、签署知情同意书、领取各种测量表格和问卷。并告知研究对象在完成所有研究项目后，将调查问卷及各种测量表格交还前台。前台的工作人员要逐一仔细核查研究对象是否完成研究项目，如有遗漏，要及时补查。完成当天的调查工作后，还需要对当天的现场工作进行审查、总结，及时做好质量控制。

8. 数据的统计学分析计划

（1）流行病学数据的分析程序：在进行流行病学数据分析之前，首先需要根据数据的性质选择合理的数据分析程序，作为数据分析的指导。具体的分析程序见图 4-3。

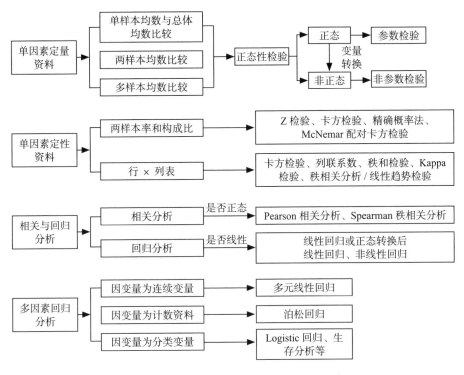

图 4-3　灾难流行病学研究数据的分析程序

（2）根据研究设计类型选择统计学分析方法

1）比较：需应用 t 检验或 χ^2 检验；多组比较需应用方差分析、行 × 列表 χ^2 检验或分级的病例 – 对照研究数据的分析方法。

2）配对（包括自身实验前后）设计：这种类型的研究设计需要按照配对 t 检验、配对 χ^2 检验或匹配的病例 – 对照研究方法进行数据分析。

3）测定一个处理因素后在不同的时间重复测量 – 效应变量的改变情况：对于这种设计类型的数据需应用重复测量资料的方差分析（数值变量）

或 Logit 模型（分类变量）进行分析。

4）多因素设计：若在研究设计中有多个自变量，则可根据因变量的性质选择合适的多因素分析方法。如果因变量是数值变量，则可考虑应用多元回归分析方法、协方差分析方法。如果因变量是分类变量，则可选择 Logistic 回归分析方法、判别分析方法及聚类分析方法等。

（3）根据不同分组特征和变量的类型选择统计学分析方法：根据不同的分组特征和变量类型选择统计分析方法，可以沿着以下六个层面进行思考：

1）分析资料中的反应变量是单变量、双变量，还是多变量。

2）分析属于这三种资料里的哪一种，计量资料、计数资料，还是等级资料。

3）分析是单因素还是多因素。

4）分析是单样本、两样本、还是多样本。

5）分析是否是配对或者配伍设计。

6）分析是否满足检验方法所需要的前提条件。

常用的数据统计学分析方法见表 4-3。

表 4-3　不同分组特征和数据类型的数据分析方法选择

变量类型	两组间比较	两组以上比较	实验前后比较	重复测量	两变量间相关分析
数值变量	t 检验	方差分析	配对 t 检验	MANOVA、LMM 模型、GEE 模型、	Pearson 相关系数或 Spearman 秩相关系数
分类变量	χ^2 检验	χ^2 检验	配对 χ^2 检验	GLMM 模型	列联系数
有序变量	Mann-Whitney 秩和检验	Kruskal-Wallis 分析	Wilcoxon 符号秩和检验		Spearman 秩相关系数
生存分析	参数法	对数正态分布、Weibull 分布、指数分布、Gamma 分布			
	非参数	Kaplan-Meier 法、寿命表法、Logrank 检验、Breslow 检验			
	半参数	Cox 比例风险模型			

第五节　研究的质量控制

灾难流行病学研究就是通过对总体人群的代表性样本开展调查，来估计总体人群的健康情况或研究因素对人群健康的效应。因此，流行病学研究结果的真实性极其重要，它关系到能否获得正确的结论，能否用于指导灾难医学与公共卫生实践。

完善的灾难流行病学研究设计应能体现：①人力、物力和时间满足设计要求；②研究对象、处理因素、效应指标三要素和随机、对照、盲法、重复四原则均符合专业和统计学要求；③重要观察因素或干预措施和观测指标无遗漏，并作了合理安排；④重要的非观察因素都得到了有效的控制；⑤研究过程中可能出现的各种情况都已考虑在内，并有相应的对策；⑥操作方法、试验数据的收集、整理、分析等均有明确的规定和方法。

为了提高研究的精确性与真实性，以达到准确的测量，使得所测得的结果与客观实际符合，就要注意将质量控制贯穿于研究设计、研究实施以及结果分析与总结的各个环节，分析在每个环节可能产生的误差（随机误差与系统误差）或偏倚（bias）的可能性，充分估计在研究中可能出现的各种问题，制定详细的质量控制对策与措施。

一、研究人员的培训

研究人员培训是首要需要考虑的质量控制环节。参与研究的所有成员都必须接受严格规范的培训，使每一位研究人员都能够全面了解研究的每一个组成部分、每一个环节和每一项数据的意义与要求。虽然在实际研究工作中每一个研究者会分工负责某一具体研究项目，但对总体研究目的与要求的深入理解具有重要意义。例如，拟采用抽样调查的方法测量经历某地震灾害的 18 岁以上成年男性的血压，事先未规定年龄以周岁计，则在具体调查时，必然会有 18 虚岁、实为 17 周岁的男性混入样本。这些情况使得样本无法代表总体，从根本上破坏了样本对于总体的代表性。在全面培训的基础上，还需要按照研究任务不同进行分工，对研究人员承担的具体工作任务进行进一步的深入培训，并进行严格的考核，经考核合格后才能允许参与研究工作。

二、研究变量的精准测量

要严格监测研究对象的纳入程序，采用标准的、规范的研究方法、技术或标准的问卷，所有的仪器设备经过计量认证，检验符合要求，监控研究质量并做好记录，并且要应用具体的数据监测和评价研究的质量，确保研究过程的每一份生物样本、每一个研究变量和临床表型获得正确无误的采集及精准测量。例如，要保证血压的测量数据真实可靠，就需要通过采取严格培训测压人员、要求测压环境符合条件、使用随机零点血压计、分析血压测量值尾数分布来监测读数偏好等措施控制测量血压的质量；空腹血标本的采集要确保空腹 8 小时以上，要清楚询问前一天晚上最后一次进餐的时间，确保第二天早上没有食用任何食物。

还要注意不同研究现场的语言习惯或文化不同，也会影响研究变量的精准测量。例如，当研究者询问农村现场的研究对象"是否吃早餐了？"一些研究对象回答"没有"，但生物样本采集组将血标本离心后，发现血浆呈乳糜状，经再次询问研究对象时，研究者被告知"早上没有吃饭，只是喝了一碗鸡蛋茶（内含四个鸡蛋）"。有了这样的现场经验，就要以"你今天早上食用任何食物没有？喝鸡蛋茶、牛奶、豆浆、糖水没有？"的方式进行询问。为了获取精准的年龄测量，不仅仅通过提供身份证确认，还有必要询问实际的出生日期是否和身份证件一致？是公历或是农历？问卷时间的长短也会影响研究变量测量的准确程度，因此需要记录问卷开始和结束时间，用于评估完成问卷的仔细程度与质量。在实验室检测中通过设计标准对照和平行样本，监控实验质量。不同的研究课题其具体的质量控制措施不同，这里不能一一介绍，研究者要根据实际的课题和现场情况，制定出严格可行的质量控制措施，提高研究质量和证据级别。

三、生物样本的采集与存储

前面讨论了一些有关精准采集空腹血标本的问题，但流行病学研究中的生物样本具有多样性和复杂性，有来自人体、动物及环境的样本，还有微生物学、化学、动植物等不同性质的样本，均需要严格按照要求进行采集，明确规定采集的时间、地点、部位、数量等，还需要严格按照相应的要求进行存储。大多数生物样本需要进行长期低温冷冻存贮，要确保生物样本的质量。对于微生物、生物学及化学样本，还需要确保生物安全性。

四、研究数据管理

研究设计时需要成立研究数据管理委员会，专门负责研究数据安全性及应用管理工作。获得的原始研究数据需要应用合适的数据管理软件进行双份录入，并进行认真比对，不一致的研究变量需要与原始研究数据进行核实。然后进行逻辑检查，发现异常值和缺失值，并通过与原始数据进行比对、重新询问研究对象或再次检测等方式，确保每一个研究变量的准确性。

还需要考虑在研究设计阶段采用唯一的识别方式将研究对象的不同数据库（例如问卷调查结果、实验室检测结果、临床调查结果等），如果是队列研究，不仅需要将不同种类的数据库链接起来，还需要确保将基线及不同随访研究阶段的数据库链接起来。原始研究数据库清理、审核完成后，进行及时备份，任何人不可以更改该数据库。研究者如果需要利用研究数据，要向研究的设计者及数据安全与管理委员会提出申请，获得批准才可以根据申请使用的内容，由数据中心的专业人员从原始数据库中提取申请人所需数据，并提供给研究者使用。因此，在制订流行病学研究设计时，要注重数据管理的设计，这是过去的研究中容易忽视的环节，在目前的大数据时代，尤其要注重多中心参与、大样本量、长期随访的队列研究数据安全性维护。

第六节　伦理学问题

一、医学伦理学

随着医学发展和社会进步，人们在医学研究中越来越重视伦理学问题。医学伦理学（medical ethics）是在医疗实践中逐渐形成和发展起来，以研究医疗卫生人员与服务对象，以及医疗卫生人员之间行为规范的一门科学，包括医疗行为和医学研究行为，是伦理学在医学中的应用和发展。它是应用一般道德理论、原则和规范探讨医疗实践及医学研究中的伦理问题及其解决方法；其中，涉及人体的临床科研的伦理问题备受关注。它除了具有一般科研共同的特征，如探索性、创新性、复杂性外，还有其自身的重要特点即人的生命属性。任何涉及人体的研究必须符合伦理学原则。当今社会，最普遍、最流行的医学伦理学理论是实用伦理原则，表现为尊重患者的自主性、无害（避免伤害）、仁慈（有益则行）的医患关系的三项核心原则。

二、灾难伦理学

灾难伦理学（disaster ethic）是医学伦理学的分支，是医学伦理学在灾难医学救援领域的延伸，属应用伦理的范畴。在特定的临床医疗实践中，将各项原则按优劣排序有时已很费力，在灾难情形下则更是很少有时间能仔细、详尽地考量各项原则的取舍，从而使应用伦理原则难以完全地实现。与常态情境下的医学伦理学实践相比，灾难医学救援的特征常表现为时间及其他资源的相对匮乏。因此，一般无法进行充分的伦理咨询或长时间考量。

虽然上述"三位一体"的医学伦理原则在极端困难的情况下仍然适用，但是，在不同类型的灾难事件之间和内部，它们的相对权重与顺位也有动态变化。灾难类型、资源、人口、文化和专家意见等，都影响着医学伦理原则的应用。除了对受灾国多元文化的考虑；灾难经常发生在边远地区；人口复杂，社会价值观和世界观截然不同。大量伤亡事件会使得以日常、个体化、患者为中心的医学伦理基础难以应对。医学救援专业人员常需面对稀缺资源如何分配以彰显正义，如何把握灾难应急救援中的正义，如何分检与配给最多的人以最大化好处等问题。比如，刚才还在每小时看 3 个患者的医生，马上会发现他们要面对成千上万；甚至无数伤员。此时，他们除了拼命应付基本的救命事务，如检伤分类、现场急救、转运、检疫等，更棘手的是还得决定：谁应尽力抢救谁只能"任其死亡"。因此，灾难伦理学实践应综合实用与公正原则，形成更具体易行的指南。传统的生物伦理个人主义原则在平民社会的功能与活力，处于危险时就不够用了。现有的灾难检别方案必须完善并检验其能否改善结果。此外，急需研究在巨大灾难时，如何公平对等地分配稀缺资源。也须告知公众，在疾病层面要能接受社会价值与优先地位这样的难题；"先到先得"而不论整体情形这样的政策，不是一种充分的伦理规则。

三、灾难流行病学研究中的常见伦理学问题

灾难流行病学研究一方面要遵循科学研究方法的原则，另一方面要采取切实可行的措施遵循伦理学原则，包括医学伦理与灾难伦理。灾难流行病学研究主要是以人群为研究对象而进行的一项医学实践活动，必然涉及研究对象的伦理问题。研究实施中，可能会引起一些涉及研究对象权利的伦理学问题，主要有：①研究对象的自由参与。例如，在实践中灾难流行病学工作者往往为了获得较高的"应答率"忽视研究对象自由参加的伦理学原则，而向研究对象施加某种压力，尽管这种压力能被一般人（包括研究对象）所接受和忽视，但从伦理学角度来看，仍然是不符合道德的；②流行病学研究中的"盲法"与研究对象的知情同意。盲法研究是流行病学研究的重要原则，但是流行病学的盲法研究本身是与伦理学原则存在冲突的。在研究中给予研究对象不完整的信息，在流行病学上是严密的，但从伦理学角度上来看是不合适的；③研究的真实性与保护研究对象的隐私。如，在灾难流行病学大型研究中，首先要识别研究对象（这必然会涉及到了解隐私），然后对他们进行随访，或研究对象已经死亡，要获得他们的知情同意实际上是不可能的；④对研究对象可能发生机体和心理损害的危险性。特别是当令其回忆其尴尬的事件或受压抑的事件时，可能会使其感到十分羞辱或受到歧视。

四、灾难流行病学研究中的伦理学实践

随着灾难医学的发展，灾难流行病学研究中的伦理学问题不断显露，有必要对其重新审视。实践中，在几种常见的灾难流行病学研究方法中都有可能存在不同程度的伦理学问题。

1. 现场调查研究中的伦理学问题　灾难流行病学以人群作为研究对象，现场调查是重要的灾难流行病学研究方法之一，是获得准确、真实的科研资料的重要途径，是保障研究质量的重要前提。现场调查中常存在知情同意原则、保密原则等伦理学问题。如，在某些情况下，为了保证现场调查研究的质量，避免某些社会心理因素对被试者的干扰，以便获得真实可靠的原始资料，研究者不得不将真实的研究目的隐藏起来，这就产生了欺骗问题。研究者应当正确看待和恰当处理这种"欺骗"问题。

2. 队列研究中的伦理学问题　队列研究将特定人群分为暴露与非暴露于某因素的两组，追踪观察一段时间，比较两组人群中某病的发病率或死亡率的差异，以探究暴露因素与疾病之间的因果联系。显而易见，队列研究所选择的起始人群并未患所研究的疾病，若研究肆意或强行将研究人群暴露于某病的可疑病因来研究疾病的病因学则是极不道德的。因此，在进行队列研究时，暴露的分配与确定应遵循相应的道德准则，绝不能为了达到研究目的而人为地使研究人群暴露于危险因素之中。

3. 社区干预试验中的伦理学问题　社区干预试验是一种在社区范围基础上加入干预措施的试验，它以人群作为整体进行实验观察，常用于评价某种预防措施或方法的效果。一个社区是否接受干预，如何进行干预即需考虑伦理学问题。其中就会涉及知情同意原则、有利与无伤原则、公正与公益原则等伦理学问题。

4. 临床试验中的伦理学问题　临床试验是以患者作为研究对象的试验，属于流行病学实验的范畴，其目的是检验和评价某种药物或治疗方法的治疗效果，事实上就是一种涉及人体的试验。因此，极有可能存在一般人体实验所应具有的知情同意原则、有利无伤原则、科学性原则、安慰剂的使用问题等伦理学问题。实践中，可以参考的道德准则有 1964 年第 18 届世界医学大会上通过的《赫尔辛基宣言》，阐述了在人体实验中应遵守的道德准则，对医务卫生工作者从事包括以人体作为试验对象的生物医学研究起到了指导作用。总之，在进行临床试验时应遵循目的性、科学性、知情同意、维护患者根本利益等伦理学原则。

此外，还有一些可以参考的国际标准。如，1991 年国际医学科学组织理事会（the council for international organizations of medical sciences，CIOMS）发布的《流行病学研究中伦理学审查的国际标准（international guidelines for ethical review of epidemiological studies）》，以及目前流行病学研究被广为接受和遵循的伦理学原则是源自 1979 年联合国人权宣言（the United Nations Universal Declaration of Basic Humanrights）中的自由、不受伤害及隐私权利条款及纽伦堡法典（Nuremberg code directive for humanexperimentation）的 10 条准则等，在流行病学研究设计时，根据具体的研究课题，提交伦理学审查报告，在获得医学伦理学委员会的批准后才可以正式实施研究计划。总之，流行病学研究始终秉持遵循国际上倡导的医学科学研究的基本伦理学原则和规范，一切从促进广大人民群众身心健康的根本利益出发，科学设计，实事求是，这些伦理学问题就不难解决，也就更能显示流行病学方法在医学科学研究中的地位，更好地发挥流行病学科研方法的作用。

思考题

1. 简述灾难流行病学研究设计的基本要素。
2. 简述灾难流行病学研究设计的程序。
3. 简述灾难流行病学研究设计的内容。
4. 简述灾难流行病学研究中的伦理学问题。

第五章

灾难流行病学研究中的测量

　　近十几年来，全球灾难频发，已成为一个重大公共卫生问题。灾难不仅造成大量的人员伤亡，而且带来巨大的经济损失。此外，灾难对健康效应的影响也不可忽视，短期内可造成发病率或死亡率等攀升，长期则可能会改变人口疾病谱和疾病的自然史，这给人类健康和生存造成了深远影响。因此，展开灾难流行病学研究是衡量灾难与健康结果关联和因果关系的重要内容。

　　良好的研究设计是保证灾难流行病学研究顺利开展的前提，也是研究项目取得真实结果的保障。在研究设计中，涉及多种指标，包括暴露与结局指标、疾病与健康指标和效应与关联指标。选择准确、合理的指标在灾难流行病学研究中发挥着至关重要的作用。

第一节　暴露与结局指标

一、暴露的测量

1. 概念

（1）暴露（exposure）：暴露即研究因素，它是指研究者所感兴趣的，可能会影响人群健康状态或疾病发生发展的因素。暴露不仅包括增高人群患病风险的因素，还包括降低患病风险的因素，前者被称为危险因素，后者被称为保护因素。

在流行病学研究中，"暴露"含义十分广泛，通常是指研究对象接触的与健康有关的某种因素（如重金属、空气污染、极端气候等），或研究对象的某种特征（如年龄、性别、职业等），或行为（如吸烟、饮酒、体育锻炼等）。在灾难流行病学研究中，暴露则指与灾难相关的某种研究因素，如地震、海啸、飓风、极端高温等灾难事件，或灾难暴露人群的人口学特征、生活行为因素等。

暴露一定是研究需要探讨的因素，是与特定研究目的密切相关的。暴露通常是在描述性研究和病例 - 对照研究的基础上确定的，暴露的定义在研究设计中也应明确表达。除了主要暴露因素外，还应同时考虑确定收集的其他相关因素，包括研究对象的人口学特征以及其他各种可疑的混杂因素。

（2）暴露测量："测量"是采用具有可操作性的方法对事物或事件进行分类的一种方法，是对暴露的定性或定量评估。准确的暴露测量在灾难流行病学研究中发挥着至关重要的作用。因此，对于暴露的测量要谨慎考虑，应采用敏感、精确、简单和可靠的方法。但有部分暴露变量可能无法测量或难以界定，此时可选用某种间接指标作为暴露测量。如，通过测量家庭收入、受教育程度、职业状态等指标来反映"社会经济地位"这一抽象概念。

2. 暴露测量的目的及内容

（1）暴露测量的目的：暴露测量的目的是获得能满足研究目的所必需的测量值。在灾难流行病学研究中，暴露测量包括研究假设规定测量的变量、已知或未知的混杂变量、可能有修饰效应的变量。只有明确研究目的，才能选择适宜的暴露测量方法，否则会影响暴露测量的质量。

（2）暴露测量的内容：暴露测量的要求是获得最真实的值，或使测量误差降至最小。为确定一个暴露变量的特征，需要全面记录暴露的要素，包括：暴露分类、暴露水平（剂量）和暴露时间三方面。

1）暴露分类：应尽可能详细记录暴露的性质，如研究创伤，要明确创伤的性质、机制和严重程度等。注意区分暴露变量与可能的混杂变量，识别特异性暴露，从而做出特异性因果推论。灾难流行病学研究中的暴露有许多分类方法，常用的暴露分类主要有3种：

①个体特征和环境因素：个体特征是指以个体为研究对象的特征，包括人口学特征、生活方式行为和临床特点等；环境因素是指可能会影响人群健康或疾病状态的外界因素，如气象因素、空气污染物等。

②主观和客观资料：主观资料通常指研究对象自我报告的资料或研究者通过观察所获取的资料；客观资料则指通过观察、体检、借助其他仪器或实验室检查等所获得的人群健康状况资料。

③当前暴露和既往暴露：当前暴露是指该因素在研究开始时存在；既往暴露则指该因素在研究之前曾存在，但是现在已经不存在。

2）暴露水平：应详细、准确记录暴露的水平。在实际研究中，常用到累积暴露和平均暴露。其中，暴露剂量又存在多种形式，如可获得剂量、摄入剂量、吸收剂量及活性剂量等。

①累积暴露：是按剂量率与暴露时间的乘积来估计的。剂量率是指单位时间的剂量，时间单位是根据暴露改变的时间长短而定，如小时、日、年。在实际研究中，也常常使用累积暴露，如累积甘油三酯葡萄糖（triglyceride glucose index，TyG）指数是通过将平均 TyG 指数和两次连续检查之间的时间相乘来计算的。

②平均暴露：为累积暴露除以总暴露时间。

③暴露剂量又可分为可获得剂量、摄入剂量、吸收剂量及活性剂量等。

可获得剂量是指从外环境中测量的。如，每毫升环境空气中 $PM_{2.5}$ 的平均含量 × 单位时间的吸气量 × 累积暴露时间就是累积可获得剂量。摄入剂量是指进入机体内的剂量，宿主的生理状态及行为、暴露时间和接触方式等都会影响摄入剂量。从生物学的观点出发，摄入剂量只能看作是吸收剂量的一个指标，除非暴露因素在机体接触表面可以产生直接效应，一般只有一部分摄入剂量被吸收。吸收剂量虽是一种暴露剂量指标，但真正发挥作用的是在机体、器官、组织、细胞、分子特异作用部位的活性剂量或生物学有效剂量。活性剂量与吸收剂量的关系十分复杂，取决于暴露物质在机体内的运输、在机体不同部位的分布、活性与非活性形式的代谢及其从机体的排泄情况。吸收剂量或活性剂量需采用生物医学仪器进行生物学测量。

3）暴露时间：应尽可能详尽地描述每种暴露的时间，包括暴露开始时间，暴露结束时间，暴露期间内暴露的分布（定期暴露、连续暴露，或剂量随时间变化）。

暴露时间的长短是决定总暴露剂量的关键因素。很多疾病存在暴露临界时间窗口，在该期间内发生的暴露可能与疾病的发生有关。若没有注意暴露临界时间窗口，则可能会导致暴露分类错误，影响观察到的暴露与疾病之间的关联。此外，掌握暴露临界时间窗口及其与疾病发生时间的关系，有助于推论致病机制。通常，临界时间窗口开始和终止的时间并不明确，但按照时间顺序收集有关暴露的详细情况，至少可以分析首次暴露和最后一次暴露期间疾病的风险，或者分析更复杂的疾病风险随暴露时间的变化。临界时间窗口通常是根据病例和对照的疾病确诊时间来确定的，也可以根据发生生理改变的时间来确定。如果暴露性质随时间改变，则应按照日历年划定的暴露进行分析。此外，不同暴露期间的暴露方式可能也不同。

4）暴露剂量和时间的表达：不同时间的暴露测量后，选用何种方法表达暴露剂量效应关系，进一步分析暴露与疾病的关系是最重要的。目前常用3种表达方法，即累积暴露、平均暴露和峰值暴露。这3种表达方法都可表示机体一生的，或一生中某段时间的暴露，如临界时间窗口的暴露。前两种已在上述内容介绍，峰值暴露是指某个体经历的最高暴露水平，或一段持续时间内的最高暴露水平，或最高暴露时间占总暴露时间的比例。

短期暴露的表达较容易，无论峰值暴露、累积暴露和平均暴露，剂量－反应关系大致保持恒定，因此，这3种表达方式可交替使用。长期暴露的表达不太容易，因为暴露形式复杂，存在各种类型暴露，故可采取多种表达方式联合应用。但暴露剂量的不同表达会使暴露与疾病的联系出现较大的差异。假设个体间平均暴露率无大变化，且假设整个暴露期间暴露率变化对暴露效应无大的影响，则暴露时间长短可作为累积暴露指标。但是如果在一段时间内暴露率有较大变化，则用暴露时间长短作为累积暴露的指标可能导致严重的暴露分类错误。

总之，选择暴露的适宜表达方式，无论对探索暴露与疾病之间的因果联系，还是确定暴露的剂量－反应关系，都是必不可少的。另外，还需注意，如果暴露表达不当可能损失测量的有效信息。无论何时，如某种暴露表达不能很好反映暴露生物学效应与疾病的联系，可用几种不同的暴露表达方式来分析暴露的生物学效应，从而找出一种综合性暴露测量的适宜方法。

3. 暴露测量类型

（1）机体测量：机体测量是指对人体内某种物质或与机体接触后进入机体的某种物质进行测量。

1）外源性化合物的测量

①定义：外源性化合物，又被称为外来化合物，是指外界环境中，有生物活性且机体接触后进入体内能导致一定生物学作用的化学物质。外源性化合物种类繁多，在灾难流行病学研究中，涉及的常为：工业化学品，如各种化学原料和产品；环境污染物，如一氧化碳等。

②采样原则：外源性化合物采样关键是确定采集部位、采样时间以及采集的样本量，这些主要取决于所研究的外源性物质的吸收分布、贮存、代谢和清除。因此，掌握外源性物质在机体内的分布、生物转化产物、早期生物效应以及这些过程的时间等相关知识是非常有必要的。一般来说，外源性物质的分布不限于一种生物样本，但常集中于某一器官或组织作为靶作用部位或贮存场所。

在测量的过程中，还需要考虑外源性化合物的代谢动力学。外源性化合物的代谢是一个动态的过程，其动力学参数也根据机体状况和暴露状况不同而不同，如年龄、健康或疾病状况、既往是否暴露于同一物质、目前是否暴露于其他物质等都会影响代谢情况。因此，在进行外源性化合物暴露测量时，要综合考虑，进行全面的暴露信息收集，以获得准确可靠的研究结果。

③外源性化合物的分析：需结合待研究物质在体内的分布和动力学知识，选择合适的指标进行分析。如，在测量一氧化碳暴露对人群健康的影响时，可考虑通过测量血液中碳氧血红蛋白来反映。

2）内源性化合物的测量

①定义：内源性化合物是指机体内已经存在，或代谢过程中所形成的产物或中间产物，如多肽类化合物。在灾难流行病学研究中，通过对内源性化合物的测量，可以探究该物质在疾病发生发展中的作用，以达到预防和控制疾病的目的，如探究多肽类化合物在颅脑创伤中的作用。

②采样原则：内源性化合物受到内环境稳定机制的影响，因此，在抽样测量时要了解其在组织内的分布及存在时间。内源性化合物浓度通常随机体状况和外界刺激而变化，如，发生创伤事件后，会引起应激反应或炎症反

应，在短时间内会导致糖皮质激素、儿茶酚胺、肾上腺素与去甲肾上腺素等激素分泌增加。

此外，个体变异对于内源性化合物作为外源性物质暴露的标志会有重要影响。从实际出发，增加测量次数，然后取每个个体在一定时间内多次测量的平均值，从而尽可能提高暴露测量的精确性，减少相对风险的低估程度。

3）机体测量的用途和局限性：直接测量机体中的物质或其转化产物进行暴露评价。一是能够量化暴露，进行定量研究；二是测量较为客观。另外，直接机体测量还考虑了个体化与特异性，可获取在致病时间内，每个个体的暴露情况及不同有效剂量。而机体测量能否在与致病有关的时间内进行测量，取决于疾病自然史、生物标志性质以及研究设计。测量时间、测量误差、短期生理变异等因素未考虑的话，则有可能造成暴露错误分类，降低暴露测量的准确性。因此，必须通过与其他方法（如问卷调查）的比较，评价测量的真实性和可靠性。

此外，在机体测量实际情况中，还需要考虑可行性和成本。影响可行性和成本的因素包括样本量、标本性质、实际测量所需的技术等。同时，不良效应、研究对象有无参与意愿、政府或政策是否支持等也会影响可行性。

4）机体测量的质量控制：质量控制应贯穿机体测量的全过程，从准备采样一直到结果核查，包括系统详细的检查、咨询实验室测量专家、标本采集、贮存和分析过程、计划实施结果核查等。

①标本采集：灾难流行病学研究中，生物标本的采集可来源于专门的研究设计，也可来源于其他研究目的收集的资料。当从临床中收集标本时，最好要有专门的流行病学研究人员参与，以保证标本采集、加工和贮存的质量。另外，还需要对标本采集人员进行培训，保证收集过程中采用统一的步骤，控制其他可能会影响的因素，若发现有不合操作的行为应立即记录下来，以便在资料分析时进行解释。

②实验室质量控制：研究人员应熟悉实验室测量的质量控制步骤：a. 若实验室拒绝分析某个标本，应说明理由，如及时指出标本采集、加工、贮存或运输中的缺陷，以及时纠正；b. 把握标本从采集到分析的时间间隔，尽量缩短该间隔，以保证标本的质量；c. 了解实验室暴露测量过程中可能出现的偏倚（如测量不精确），并定期监测，使其保持在可接受范围内。测量偏倚会导致不同地点和时间的生物测量绝对值缺乏可比性。此外，测量不精确可能会导致个体暴露随机分类错误，但随机性的时间变化并不会使效应改变。

实验室人员在暴露测量中要严格按照质量控制规定操作，且确保实验室人员的自身安全，避免标本污染微生物而引起感染。

（2）环境测量：环境测量是指通过测量环境因素来评估暴露的影响。环境因素包括大环境（土壤、空气、水等）、局部小环境（家庭、工作场所、活动场所等），以及个人环境（食物、饮水等）中的物理化学和生物因素。灾难事件发生过后，会影响方方面面，即使采取了一定的防控措施，但仍无法完全避免。如，爆炸后可能会在一段时间内使该区域的空气污染增加，从而影响人群的健康。个体常常是在被动或未察觉的情况下暴露于这些因素，这种暴露难以通过被调查者的自述获取，只有通过环境测量的记录才可以。有时，环境测量也可作为问卷调查法测量暴露的补充。

①环境测量的方法：环境测量有两种方法，一是环境直接测量，包括区域环境监测和个体采样器测量；二是对环境暴露机体的生物监测，结果反映机体的环境暴露情况。环境测量的途径较为多样，既可以通过邀请有经验的专家现场观察，来估计在灾难暴露地区中空气污染程度，也可以利用各种仪器设备对现场进行采样，然后在实验室进行分析。不管选择哪种测量方法和途径，均需要考虑可行性和成本。

②环境测量用途及局限性：环境测量已成为暴露测量中常用的一种方法，通过仪器和实验室方法测量环境中某因素的变化，可提供客观、个体化、定量、特异和敏感的暴露评价。此外，环境测量的客观性取决于采样和测量过程。该种方法可以重复，比问卷调查法优越。

环境测量最常见的问题是无差异错误分类和暴露水平估计不准确，这种测量误差主要来源于对采集环境样本及实验分析时的抽样误差。如人工计数，可能会有一定的主观性。此外，在选择测量方法时，要仔细考虑测量方法的准确性。

（3）群体测量：灾难流行病学研究中的群体测量是指以群体为基本单位进行暴露的测量，即用代表群体的特征来反映某些因素与健康或疾病状况的关系，如年龄、共病、卫生服务的利用、医疗资源的使用，或食品、药物及其他产品的消耗等。研究中对群体暴露的测量，可用于提出与疾病分布有关的病因假设，也可用于评价预实验或现场实验的效果，还可用于估计和预测某疾病的趋势，从而达到预防和控制疾病发生发展的目的。

群体暴露测量主要有两种形式，一种是组合测量（aggregated measure），是将个体水平特征进行聚集测量，如人群的平均年龄或中位年龄、男女性别的比例、吸烟和饮酒率等；另一种是将群体固有的内在特征作为群体水平的固有暴露（intrinsically population-integral measure），如城市规模、人口密度、实施干预措施情况等。一般来说，这类暴露在群体内是均等的，个体间无差异。

群体暴露测量可通过问卷调查、体格检查、医学仪器或器械检查、标本采集和新兴的各种组学及宏观环境测量等手段来实现。

4. 暴露测量方法　理想的暴露测量方法应权衡暴露测量的准确性与实用性，并根据资源和实际情况的可行性，采用最为准确的收集方法。

暴露测量方法主要取决于暴露分类。不同的暴露分类，选择的方法不同。如，对于个体特征和环境因素，可通过查阅相关记录和个体有关资料获取。环境因素还可通过直接检测获得，个体特征通过体检或问卷调查获得。在研究中，要根据研究目的和实际情况，选择适合的方法，以获取准确可靠的原始暴露资料。常用的暴露测量方法包括问卷调查、查阅记录、日志法、现场观察、生物标志测量和环境测量等，具体内容详见本书第六章灾难流行病学研究资料来源与收集中的常用收集方法。

二、结局的测量

灾难流行病学研究中关注的结局主要包括疾病或健康等。

1. 疾病诊断

（1）疾病诊断标准：疾病诊断是流行病学研究的基础。疾病的诊断标准应统一、明确，尽量选择国际通用或国内统一的诊断标准，以便与他人的研究结果比较。通常依据国际疾病分类诊断。此外，X线、CT、造影、病理诊断等也是疾病诊断的依据。其中，病理诊断是一个全面且精确的疾病诊断方法，是一种把临床肉眼检查、组织细胞检查以及免疫组织化学检查和原位分子杂交检查综合考虑的一种疾病诊断方法，通常是疾病诊断的金标准。

对于病程较长的疾病，往往有多个状态，所以常需给疾病进行分期诊断。此外，有些疾病病因未明，无法获得病理结果，则可选择大家公认的符合某几项或者更多的指标来综合判断做出诊断。

国际疾病分类（international classification of diseases，ICD）是 WHO 制定的国际统一的疾病分类方法，它根据疾病的病因病理、临床表现和解剖位置等特性，将疾病分门别类，使其成为一个有序的组合，并用编码的方法来表示。ICD 分类依据疾病的 4 个主要特征，即病因、部位、病理及临床表现（包括症状体征、分期、分型、性别、年龄、急慢性发病时间等）。每一个特性构成了一个分类标准，形成一个分类轴心，因此，ICD 是一个多轴心的分类系统。

目前应用最广泛的版本是 ICD-10，共分 3 卷：疾病和有关健康问题的国际统计分类（共 22 章）、ICD-10 指导手册、ICD-10 字母索引。2007 年 WHO 启动了 ICD-11 的修订工作，目前处于持续修订中。ICD-10 使用的英文 26 个字母没有用 U；在分类编码中注意 I 和 O 不要和阿拉伯数字 1 和 0 混淆；双重编码，指星号及剑号编码，剑号表示病因，星号表示临床表现；囊肿和息肉不是肿瘤性；高山病 = 高原病 = 高原适应不全，海拔 3 000 米以上称高原地区；剖腹产改为剖宫产；齿改称为牙；臼齿改磨牙；出牙称为萌牙；瞬间死亡，指发病后几分钟内甚至几秒钟内的死亡；猝死，指 6 小时以内的死亡；第 20 章疾病和死亡的外因不能作为主要编码，但可作为第 19 章（及其他章）的附加编码，来说明损伤、中毒的外因；第 21 章影响健康状态和与保健机构接触的因素不能用于国际比较或作为主要死亡编码。

为推进疾病分类的标准化、规范化，我国采用了 ICD-10，并结合我国实际情况对该标准进行了修订，即在 4 位 ICD-10 标准代码基础上拓展到 6 位代码，共对 22 542 个疾病进行了扩展，编制出版了中国的《疾病分类与代码》，以满足临床路径管理、按病种付费、医院评审、重点学科评审和传染病报告等需要。

（2）亚临床状态：亚临床状态是指人体在接触环境中的生物性、化学性或物理性致病因素后，发生了代谢或功能上某种程度的变化，但没有明显的临床症状和体征，须利用现代生理、生化、免疫等方面的检验手段以发现亚临床变化。

亚临床状态测量通常通过指标参数的变化来反映。此状态时，测量指标高于正常水平，但尚未达到诊断水平，如葡萄糖代谢异常。

2. 健康测量

（1）健康：WHO 章程就健康明确定义为：健康不仅是没有疾病、残疾或虚弱，而且还是一种身体、精神与社会的良好状态。

（2）健康测量内容：健康测量是指对躯体、心理、社会适应等方面的测量。

①躯体健康：在测量躯体健康时，常用到受限法和任务导向法。受限法

指个体在特定时间内完成某些正常活动身体受限情形。任务导向法即个体能够感受到的健康情形是如何影响其特定的躯体活动。这两种方法通常采用量表法实现，常用的评定量表有基本日常生活活动（basic activities of daily living，BADL）评定方法及工具性生活活动能力（instrumental activities of daily living，IADL）评定方法等。

②心理健康：心理健康的测量常包括行为功能的失调、心理紧张症状的频率和强度、心理完好度和生活满意度等内容。评价方法主要是通过对人格测验、智商测验、情绪与情感的测量、神经心理测验、总体心理健康评价来完成。常用的量表有明尼苏达多相人格量表（Minnesota Multiphasic Personality Inventory，MMPI）、艾森克人格问卷（Eysenck Personality Questionnaire，EPQ）、焦虑自评量表（Self-Rating Anxiety Scale，SAS）、汉密尔顿抑郁量表（Hamilton Depression Scale，HAMD）等。目前所使用的大多数量表是针对心理异常现象的测量与评价，并没有一个公认的标准，存在一定的局限性。

③社会健康：社会健康测量常包括社会资源和人际关系等内容。评价方法是通过人际关系、社会支持、社会适应、行为模式的测量以及群体社会健康评价来完成。常用的有社会反应量表（Social Responsiveness Scale，SRS）、社会支持问卷（Social Support Questionnaire，SSQ）等。

④自测健康：是个体对其自身的健康状况的主观评价和期望，这种测量基于自身的健康状况而不顾及他人的评价。其内容包括现实自测健康、未来自测健康和对痛苦的感觉等。主要通过问卷进行测量，参照自身的、别人的或客观信息从极好到极差或从健康到不健康等几个尺度进行健康测量，自测健康能够反映个体有关神经、内分泌、免疫系统信息，而这些信息是其他类型的健康测量方法无法得到的，常用的量表有自测健康评定量表（Self-Rated Health Measurement Scale，SRHMS）。

⑤生活质量：生活质量测定内容主要包括躯体状态、心理状态、社会关系、环境和独立程度等几个维度，目前尚无统一的标准。测量方法有量表法、数量估计法、配对比较法、目测或图示类比法四种。生活质量的测量被分为两类：一类是测量所有人群的一般性量表，如疾病影响程度量表（Sickness Impact Profile，SIP）、诺丁汉健康调查表（Nottingham Health Profile，NEP）等，可用于不同人群的比较，但不精确；另一类是测量某些特定疾病人群所用特异性量表，如糖尿病患者生存质量测量量表（Diabetes Control and Complications Trial，CCT）、癌症患者的生存质量特定量表（the

Function Living Index-Cancer，FLIC）等。

（3）常用健康测量指标：按照不同的分类，选择不同的指标。

①按照健康测量的对象：分为直接指标和间接指标。直接指标是指可以直接测量个体或群体健康状况的健康指标，常用指标包括疾病指标、残疾指标、死亡指标和功能指标等。间接指标是指通过对人生活环境和人口学特征的测量间接反映健康状况的健康指标，常用指标包括人口学特征指标（如年龄、性别、职业等）、环境指标（每千人口医生数、每千人口床位数等）。

②按照健康测量的内容：可分为生理学指标、心理学指标和社会学指标。这是与 WHO 所提出的多维健康概念相对应的。

③按照健康测量的方式：可分为客观指标和主观指标。客观指标是通过物理、实验室检查等手段获得的生理、生化等方面的指标，以及其他客观存在着的指标，就是通常所说的"硬指标"。它能够较客观地反映实际存在的可以测量到的健康现象或事物，但难以反映人们的主观感受和心理活动。主观指标是指通过自我报告的形式来反映人们在健康方面的主观感受、心理活动等指标，可弥补客观指标在健康测量中的不足，从某种意义上讲，主观健康指标更能够体现人的社会性。

④按照健康测量指标本身的性质：可分为指标和指数。指标是指对健康现象的具体测量，它能够从某一方面或侧面来反映健康状况。在评价健康状况时，常常多个指标结合起来进行评价。指数是指由多个指标通过某种方法或法则构成的综合指标或量表得分，它更能全面地反映健康现象。对于主观感受、观点、倾向、心理活动，通常只能用指数形式来测量。

⑤健康测量指标还存在其他多种分类，如将健康指标分为结构指标和功能指标，个体指标和联合指标等。

3. 亚健康测量

（1）亚健康定义：亚健康即指非病非健康状态，它是一种临界状态。亚健康不符合现代医学有关疾病的临床或亚临床诊断标准，处于一种机体结构退化和生理功能减退与心理失衡状态。世界卫生组织将机体无器质性病变，但是有一些功能改变的状态称为"第三状态"，我国称为"亚健康状态"。可分类为身体亚健康、心理亚健康和社会交往亚健康。身心疲劳、胃肠不适、食欲缺乏等是常见的亚健康表现。

（2）亚健康的主要特征：包括身心上不适应的感觉所反映出来的种种症状，如疲劳、虚弱、情绪改变等，其状况在相当时期内难以明确；与年龄不相适应的组织结构或生理功能减退所致的各种虚弱表现；微生态失衡状态；某些疾病的病前生理病理学改变。

临床表现多种多样，躯体方面可表现为疲乏无力、肌肉及关节酸痛、头昏头痛等；心理方面可表现为情绪低落、心烦意乱、焦躁不安、记忆力下降、反应迟钝等；社会交往方面可表现为不能较好地承担相应的社会角色，工作、学习困难等。

（3）亚健康评价方法：亚健康评价主要是指对疾病风险加以评估。因此，除了辨病之外，还应找到风险因素，从而进行风险管理，改善健康状况。目前，关于亚健康的评价尚没有一套准确易行、适于临床的评价方法，和明确、统一的诊断标准，其评价方法主要包括以下 5 种情况。

1）量表问卷评估法：主要通过设置阈值界定亚健康状态。其制定需要获得较为全面的数据、严密的科学统计和临床的反复论证，才能形成可操作性强的判别标准。目前，主要采用国际公认且具备良好信效度的相关量表，包括症状自评量表（Symptom Checklist 90，SCL-90）、健康状况调查问卷（36-item Short-Form，SF-36）、世界卫生组织生存质量简表（World Health Organization quality of life-BREF，WHOQOL-BREF）、心理社会应激评定量表（Psychosocial Stress Assessment Scale，PSAS）、焦虑自评量表（Self-Rating Anxiety Seale，SAS）、抑郁自评量表（Self-Rating Depression Scale，SDS）以及康奈尔医学指数（Cornell medical index，CMI）等。

此外，我国也有研究人员采用自行设计、经过信效度检测的亚健康疲劳量表、亚健康证候测评量表、亚健康体质量表等测量亚健康状态。

2）症状组合法：目前采用较多的症状组合法是具有先验性质的专家意见法或 Delphi 法。其通过设定阳性条目的界值对亚健康进行评估，阳性项目数量达到相应标准，即可认定为亚健康状态。

3）叙述法：是从年龄、持续时间、相关生理生化检查、主要临床表现等方面，对亚健康进行界定。其中最有代表性的是中华中医药学会亚健康分会于 2006 年颁布的《亚健康中医临床指南》，该指南认为：如果存在目前医学上不能解释的症状表现，且持续 3 个月或以上者，可判定为亚健康。该标准目前在国内有关中医药防治亚健康的研究中使用较为广泛。国内几个比较有代表性的亚健康研究课题组，在相关的研究工作中多采取这种形式，其作用主要是通过文字描述排除疾病人群，但尚未建立亚健康量化诊断的阈值。

4）生理生化指标量化诊断法：主要通过检测如血液学、免疫功能、尿液、心电图、脑电图等相关指标界定亚健康。其不足之处体现在没有通过大样本数据采样确定亚健康人群微观指标检测值的参考区间。

5）中医特色诊断法：中医学对于亚健康的诊断主要是采用传统的指甲诊、舌诊、面诊、音频诊、子午诊、经络诊、脏腑诊等。

总之，亚健康的概念较为宽泛，临床表现具有非特异性、多维性和主观性等特征，实验室指标往往无异常，导致亚健康状态的判别方法、诊断标准成为目前研究中的难点。因此，对于亚健康状态的评价不能等同于常规对疾病的评价，不能仅以组织结构及量化生物学指标的正常与否为准，而应更类似于对健康的评价，需要涉及躯体、心理、社会适应性、主观感受等领域，是综合的、多维度的、多层次的，应从健康测量角度出发，构建亚健康理论框架。

三、暴露与结局的变量类型

暴露与结局的变量可按其测量的尺度分类，不同尺度的变量，其数据处理和分析方法也不同。

1. 连续型变量（continuous variable） 连续型变量是指在特定区间内，任何数据都具有实际意义并可能出现的变量。如身高、体重、血压、血糖、腰围、臀围等。在数据分析阶段，可根据研究的实际情况将连续型变量转换为分类变量或等级变量。如将男性腰围以 85cm 为临界值，转换为二分类变量。

2. 离散型变量（discrete variable） 离散型变量是指其数值只能用自然数或整数单位计算。如损伤次数，损伤部位个数，医院就诊次数等。在数据分析过程中，离散型变量也可以作为连续变量或等级变量进行分析。

3. 分类变量（categorical variable） 分类变量的变量值是定性的，表现为互不相容的类别或属性。如性别、血型、付费方式等。

4. 等级变量（ordinal variable） 等级变量仅表示变量的等级顺序是否相等，并不表示各个等级之间的间隔是否相等。如病情的严重程度、受教育程度等。

四、暴露和结局测量的策略

1. 暴露测量的经典方法　暴露测量方法的选择一般取决于实际可行性。影响暴露测量方法选择的因素包括研究类型；所要收集的暴露资料类型；暴露资料的数量和详尽程度；暴露对研究对象生命的影响；研究对象对暴露信息的敏感性；暴露频率；暴露频率和暴露水平的时间变化；有无暴露记录；有无测量暴露的物理、化学方法；暴露测量所需的资源等。

（1）研究类型和资料类型：不同研究类型，收集的暴露资料类型不同，选择的暴露测量方法也不同。对于前瞻性队列研究或随机化分组、有对照的临床试验通常需要记录当前暴露或当前和既往暴露；在随访开始后立即进行分析的研究中，既往暴露更重要。若暴露随时间变化很大，需要在不同间隔的随访时间再次测量暴露。前瞻性队列研究的暴露测量可通过多种方法实现，一般所提及的方法都适用；回顾性队列研究的暴露测量则主要依靠记录，常用于灾难事件暴露后发生某疾病风险的研究，常用的暴露记录包括灾难记录资料、应急人员工作记录和医院就诊记录等；病例－对照研究通常要求测量既往暴露，即至少是疾病发生前较长一段时间内的暴露，因此常采用的方法为个别访谈、自填问卷、查阅记录等。日记、直接观察、个体和环境的理化测量有时也可用于暴露测量，但必须假设当前的暴露能代表过去，否则会发生暴露的分类错误。

某些情况下，虽然研究假设的是目前暴露（如骨折、创伤等）与迅速产生的结局效应之间的关系，但通常也需测量既往暴露，故可选择适用于既往或当前暴露的任何测量方法。

（2）暴露资料的数量和详尽程度：个别访谈法是获取大量详尽暴露资料的方法，特别是需要了解既往暴露情况时，并且还可通过查阅记录或理化测量进行补充。日记法也可提供非常详尽的资料，如服用药物的情况。若所需的暴露资料不多也要求不是很详细，自填问卷方法即可满足要求，且较个别访谈法节省成本，也能达到可接受范围内的应答率。电话访谈适于收集少至中量暴露资料。

（3）暴露对研究对象生命的影响：研究对象回忆对生命有重要影响的暴露（如地震），较回忆影响小的暴露（如是否高温工作）更准确。

（4）暴露信息的敏感性：研究对象对暴露问题的应答率受问题敏感性的影响很大。理论上，采用客观的方法测量会较好，但实际上很少应用。

（5）暴露频率及暴露的时间变化：有些暴露对研究对象影响很小且发生频率很低，研究对象通常无法回忆起这种暴露，也不会保存这种既往暴露测量的记录，因此这种暴露几乎无法测量。但对于暴露稳定的个体，研究对象日记中记载的当前暴露可能有用。此外，对研究对象影响深、经常性的暴露，易通过回忆法、查阅记录、日记法、直接观察、环境理化方法进行测量。对研究对象影响大、频率低的暴露，最好采用主观回忆法或查阅记录法进行测量。对研究对象影响小但频率高的暴露，可通过日记法或客观的方法（如研究对象个体或环境理化方法）测量。一般来说，客观测量方法应先于主观方法。如暴露具有时间依赖性，采用的测量方法应能反映出在与研究有关的一段时间内暴露的真实情况，必要时可在不同时间进行多次测量，以减少或消除季节性及个体内的测量变异。

（6）有无暴露记录和测量暴露的物理、化学方法：通过查阅记录或理化方法测量暴露常可作为自我报告暴露资料的补充。有时，查阅记录是唯一实用和可行的暴露测量方法，如，在回顾性队列研究中，根据某种特殊测量（如空腹血糖）确定暴露，查阅记录和暴露的理化测量就是可行的选择。

（7）并用几种暴露测量方法：实际工作中，常将几种不同的暴露测量方法结合起来应用。特别适用于：①验证目的；②将两种或以上不同测量方法结合成单一的、更准确的暴露测量；③用不同方法收集不同内容的暴露资料可能更合适。如，开滦研究（Kailuan Study）中需要收集的数据包括既往史、家族史、生活行为方式、用药史、血压、血糖、血脂等指标，这些资料需要通过多种方法测量才能完成。

2. 大数据（big data，mega data）资料的利用 大数据又称巨量资料，是指无法在一定时间范围内通过常规软件工具进行捕捉、管理、处理并为人类所解读的数据集合。将各个小型数据集合并成大型数据集后进行分析，可获得许多额外信息和数据关系性，从而发现规律、预测未来。这就是大数据的核心能力。大数据具有数据量巨大（volume）、处理速度快（velocity）、数据类型繁多（variety）、价值密度低（value）和真实性（veracity）的特征，简称为"5V"特征。但只要合理利用数据并对其进行正确、准确的分析，将会带来很高的价值回报。

大数据的意义在于提供"大见解"。医学信息化系统的快速发展，汇聚了海量医学信息。医学大数据广泛涉及人类健康相关的各个领域：社会人口学（年龄、性别、职业状况、婚姻状况、收入水平等）、公共卫生（疾病与死亡登记、公共卫生检测、电子健康档案等）、人类遗传学与组学（基因组学、蛋白质组学、代谢组学等）、临床诊疗（电子病历、医学影像、医疗设备检测等）、医药研发（临床试验、药物研发等）、医疗市场与费用（医疗服务费用、医疗保险、药店销售记录等）、个体行为与情绪（实时视频、个体行为、健身记录、体力活动记录等）、健康网络与媒体（健康网站、搜索引擎等）等。

医学大数据可应用在多个方面：①公共卫生：分析疾病模式，追踪疾病暴发及传播方式途径，提高公共卫生监测和反应速度。更快更准确地研制靶向疫苗。②循证医学：结合和分析各种结构化和非结构化数据，如电子病历、财务和运营数据、临床资料和基因组数据，用以寻找与病症信息相匹配的治疗，预测疾病高危患者或提供更高效的医疗服务。③基因组分析：更有效和低成本的执行基因测序，使基因组分析成为正规医疗保健决策的必要信息并纳入患者病历记录。④设备/远程监控：从住院和家庭医疗装置采集和分析实时大容量的快速移动数据，用于安全监控和不良反应的预测。⑤患者的个人资料分析：全面分析患者个人信息（例如分割和预测模型）从中找到能从特定保健措施中获益的个人。

高效利用大数据需要做到以下几点：①医学数据的标准化和规范化：标准化是数据共享的前提，只有标准化的数据才能有效融合与整合，从而发挥大数据的价值。②打破数据孤岛：避免数据只为少数人或单位使用，实现医学数据共享。③医学大数据的存储和管理：其存储方式不仅影响数据分析效率，也影响数据存储的成本。④实现医学大数据的高效利用：一定程度上依赖于大数据技术发展。⑤医学大数据的分析、整合与挖掘。⑥医学和信息科学的复合型人才培养等。

灾难流行病学研究所需的大数据来源包括物联网、云计算、互联网、网络日志、传感器网络、社会网络、社会数据、互联网文本和文件、互联网搜索索引等，无一不是数据来源或者承载的方式。伴随着大数据时代的来临，数据挖掘（data mining，DM）应运而生。数据挖掘是指通过对大量有噪声的模糊数据，以及随机的实际应用数据的自动和半自动化分析和探索，来发现其中有意义的模式和规则。数据挖掘的应用通常有两大类：预测和描述。预测任务主要是根据其他属性的值，预测特定属性的值，主要有分类和回归两种模式。描述任务的目标是概括数据中潜在联系的模式（相关、趋势、聚类、轨迹和异常），主要有关联分析、聚类分析、异常检测 3 种模式。在数据挖掘算法的理论基础上，一些重要的数据挖掘技术包括：关联规则法、聚类分析、链分析、决策树、人工神经网络、遗传算法、概率论、数理统计、粗糙集和模糊处理技术等。需要注意的是，大数据本身有许多会导致统计推断偏差的局限性，如数据的充足性、准确性、完整性以及数据来源类型等问题。研究者必须解决样本量、选择偏倚、解释偏差、缺失值、数据依赖性等问题。

3. 生物标本库的利用　生物样本库又称生物银行（biobank），是指标准化收集、处理、储存和应用健康和疾病生物体的生物大分子、细胞、组织和器官等样本，以及与这些生物样本相关的临床、病理、治疗、随访、知情同意等资料及其质量控制、信息管理与应用系统。暴露–疾病之间关系的流行病学研究可利用生物样本库开展工作。

（1）建立生物标本库的优点：①避免在疾病诊断后才进行暴露的生物测量；②可使生物测量数目减少到只有几百例病例和对照，而不需对源人群中成千上万的研究对象进行测量，提高了研究的可行性；③如将来有新的分析技术，可利用生物标本库中贮存的标本进行测量，使研究所需时间大大缩短。

（2）生物标本库的缺点：①成本较高，分析贮存的标本会遇到新鲜材料所没有的问题；②贮存标本分析能否与新鲜标本分析保持同样质量的结果，取决于贮存物质的生物复杂性。例如，保存温度、标本反复冻融、低温贮存标本融化过慢等均可使标本发生生物降解过程，严重损害生物结构。

（3）建立生物标本库应注意的问题：①任何冷藏系统应有备用装置，在主系统发生故障时，也能维持冷藏系统运转；②标本应分成几份贮存，这样在需要时很容易找到所需的一份标本，而不必反复融冻整个标本，使贮存温度发生改变；③应保留所有标本贮存条件的记录，包括冷冻速度、融化速度、贮存温度等，贮存温度因标本在冰箱中放置的位置而异；④含有不同物质、不同浓度的标本应分成多个等份，定期分析其中的各种成分含量，监测其含量随时间的改变。开始时可每3个月1次，以后可每年1次。

生物标本库贮存的标本可用于个体水平和群体水平的暴露测量。在群体水平，可将采自各个个体的标本混合在一起，对合并的标本进行测量，而不必对每个标本逐一测量，特别是测量许多不同成分时，如测量血液中的各种维生素含量。群体可按年龄、性别、居住地区划分，或在病例–对照研究中按病例和对照划分。在个体水平，生物测量在巢式病例–对照研究中的应用越来越多。

第二节　疾病与健康指标

一、发病频率的指标

描述疾病在人群、地区和时间上的分布特征是流行病学研究工作的起点。其内容主要包括疾病、临床症状、体征及并发症等事件的发生（occurrence）和存在（prevalence）状况及其三间分布（为简便起见，以下描述均用疾病）。

1. 发病率（incidence rate）　发病率表示在一定期间内一定人群中某病新病例出现的频率。

$$发病率 = \frac{一定期间内某人群中某病新病例数}{同时期暴露人口数} \times K$$

式中：

K=100%，1 000‰ 或 10 000/ 万…

观察的时间单位可根据研究目的及研究疾病来决定，通常以年来表示。发病率多用十万分率表示，有时也用千万分率。发病率是一项重要指标，对于死亡率极低或不致死的疾病尤其重要。此外，在对比不同资料时，应考虑年龄、性别等的构成，进行发病率的标化。发病率也可按不同特征（年龄、性别、职业、民族、婚姻状况、病因等）分别计算，即发病专率。

由于发病率所表示的是新病例发生的频率，所以理论上分母应该指那些可能会发生该病的人群，对那些不可能患该病的人（传染病的非易感者、已接种疫苗的有效者），则不应计入分母内。但这种资料不易获得，而且一般要求没有这么严格。因为发病率低，其影响不大，所以一般用同时期平均人口。而有些疾病主要在特定的年龄发生，这时用年龄发病专率较一般的发病率更能反映实际情况。但如果要结果精确时，则应以易感者作分母。如观察乙肝疫苗效果时，接种组在接种疫苗前已把有抗体的人群排除，那么对照组也以同年龄的易感人群数量作为分母。

在计算发病率时，对于发病时间清楚的疾病，如脑卒中、心肌梗死等，容易确定新发病例。而对于恶性肿瘤、精神病等疾病，其发病时间难以确定，可将初次诊断的时间视为发病时间。恶性肿瘤和结核之类的疾病有时并无自觉症状。这时发现患者的方法对发病率会产生一定的影响。当采用集体体检进行普查，则发病率必然升高，如以报告登记为根据时，则报告登记工作的质量对发病率会产生相应的影响。

发病率的准确性受多方面因素影响，取决于疾病报告、登记制度以及正确诊断等因素，而这些因素在不同地区、不同年代都不尽一致，因此要充分估计这些变化对发病率的影响。对难以鉴别、诊断的疾病，其发病率的应用也应慎重。一是误诊率可能不同；二是在诊疗水平较高医院附近的居民可能发病率较高，当利用既有资料时尤应注意。

2．罹患率（attack rate）　罹患率和发病率一样，也是反映人群新发病例数的指标，通常指在某一局限范围，短时间内的发病率。罹患率常用百分率或千分率表示。观察时间常以周、月为单位。适用于局部地区疾病的暴发，食物中毒、传染病及职业中毒等暴发流行情况。其优点是可以根据暴露程度精确地测量发病情况。

3．续发率（secondary attack rate，SAR）　续发率也称二代发病率（secondary attack rate in-families）。常用于家庭、幼儿园的班组或集体宿舍的流行病学研究中。它表示发生第一例病例后，易感接触者中发病的人数（续发病例）占家庭或集体成员中所有易感接触者总数的百分率。

$$续发率 = \frac{一个潜伏期内易感接触者中发病人数}{易感接触者总人数} \times 100\%$$

计算续发病例时，应把原发病例从分子及分母中剔除。对那些在同一家庭中来自家庭外感染或短于最短潜伏期、或长于最长潜伏期者均不应计入原发病例。观察相当户数后，根据累积资料，计算家庭二代病发率。家中易感者各年龄人口亦可分组计算其二代发病率。

续发率是一项分析流行因素和评价防疫措施的重要指标。它可以比较不同传染病的二代发病率，了解条件相似情况下的两种疾病相对传染力的大小；通过二代发病率的比较，研究年龄、性别、家庭大小、经济、文化等条件对于传染病传播的影响；对不同病程的初例接触者的二代发病率进行比较。可推算一种疾病的传染期；通过二代发病率与社会上一般发病率的比较，了解家庭在传染病的传播上所起的作用；比较各季节的二代发病率，可验证传染病的季节变异；通过二代发病率的比较，还可对预防措施如免疫接种、隔离、消毒等进行评价。

4．引入率（introducing rate） 家庭内发生的感染往往是从外界带入的，在一定期间内带病入家的第一例占家庭内同等身份成员的比值称为引入率。

$$引入率 = \frac{家庭内某身份成员带某病入家人数}{同等身份成员数} \times 100\%$$

根据不同身份成员的引入率，可以发现何种成员最易将传染病带入家庭，据此制订有效的预防措施。

5．累积发病率（cumulative incidence，CI） 一定观察期内，观察人群全部新发患者数与开始观察时的人口数之比，即是该观察期的累积发病率。用来表示某病在一定时间内新发生的病例数占该固定观察人群的比例。一般用百分率表示。

$$累积发病率 = \frac{观察期内的新病例数}{开始观察时的暴露人数} \times 100\%$$

累积发病率既是平均危险度的一个指标，也是人群在特定时期内发生该病的概率。它的数值大小随观察期的长短而发生变化。

6．发病密度（incidence density，ID） 发病密度是某人群在单位观察时间内每人时的发病率，即一定时期内的平均发病率。当暴露风险人口不固定，观察队列是动态队列，研究对象进入队列时间可能先后不一，观察截止前可能由于竞争死亡、工作调动、迁移等原因退出，造成失访。此外，研究对象出现结局的时间不同等，变动较大，此时用观察人数为单位计算发病率不合理，应用人时数代替人数作为分母，用人时为单位计算出来的率带有瞬时频率的性质，称为发病密度，反映的是速率。

$$发病密度 = \frac{观察期内发生某病新病例数}{观察期内暴露人时数}$$

发病密度分子仍是一个人群在观察期内新发生的病例数。分母为人时数，是该人群的每一成员所提供的人时的总和。所谓人时（person-time，PT）是观察人数乘以随访时间的积，是将人与时间因素结合起来作为率的分母的单位，时间单位可用年、月、日、小时等，常用人年（person-years）

（1个观察对象被观察满1年计为1人年）。这是队列研究中常用的指标，比较不同群组的发病密度以验证假说。

二、患病频率的指标

1. 患病率（prevalence rate）　患病率指某特定时间内总人口中某病新旧病例所占的比例。患病率可按观察时间的不同分为时点患病率和期间患病率两种。通常患病率时点在理论上是无长度的，一般不超过1个月。而期间患病率所指的是特定的一段时间，通常多超过1个月。

$$时点患病率 = \frac{某一时点一定人群中现患某病新旧病例数}{该时点人口数（被观察人数）} \times K$$

$$期间患病率 = \frac{某观察期间一定人群中现患某病新旧病例数}{同期的平均人口数（被观察人数）} \times K$$

式中：

K=100%，1 000‰ 或 10 000/ 万…

期间患病率实际上等于某一特定期间开始时患病率加上该期间内的发病率。患病率的分子为调查时所查出的每名新病例和旧病例数。其分母为同期总人口数。它与发病率关系密切，但意义不同。现患率的调查是一种横断面调查，带有一定的局限性，使用时需注意。

患病率的值主要受发病率和病程两个因素的影响。患病率调查对病程短的疾病，尤其对某些急性传染病没有多大意义；但对于病程长的慢性病如冠心病、恶性肿瘤、糖尿病等，却能反映有价值的信息，尤其在医疗设施规划、估计医院床位周转、卫生设施及人力的需要量、医疗质量的评估和医疗费用的投入等方面意义重大。

时点患病率升降的实际意义，根据各种疾病的具体情况而定。通常患病率与发病率高低成正比，与病程长短也成正比。当某地某病在相当长的时间内发病率（I）、患病率（P）和病程（D）都相当稳定时，则三者关系为：$P=I \times D$，即患病率 = 发病率 × 病程，这可用于推算某些疾病的病程。

2. 感染率（infection rate）　感染率指在某个时间内能检查的整个人群

样本中，某病现有感染者人数所占的比例。感染率的性质与患病率相似。

$$感染率 = \frac{受检查中阳性人数}{受检人数} \times 100\%$$

流行病学研究可通过微生物学、血清学、皮肤试验等手段来发现感染者或证明人群处于感染状态。感染率应用很广，常用于研究某些传染病或寄生虫病的感染情况和分析防治工作的效果，还可以用于估计某病的流行态势，为制订防治计划提供依据。此指标特别对那些隐性感染、病原携带及轻型和不典型病例的流行病学调查较为有用。如乙型肝炎、乙型脑炎、脊髓灰质炎、结核、寄生虫等。在灾难流行病学研究中，对于传染性疾病的暴发往往用到此指标。

三、死亡频率的指标

1. 死亡率（mortality rate）　死亡率表示在一定期间内，在一定人群中，死于某病（或死于所有原因）的频率。

$$死亡率 = \frac{某期间内（因某病）死亡人数}{同期平均人口数} \times K$$

式中：

K=100%，1 000‰ 或 10 000/ 万···

作为分母的平均人口可用：①当年 6 月 30 日 24 时（或 7 月 1 日 0 时）的人口数；②年初与年终人口之和的平均人口数。关于死亡率一般均以年为时间单位，研究者也可根据需要选择相应的时间段。在人口学研究中常用千分率，以便和出生率相对比。在疾病研究中常采用十万分率。

死于所有原因的死亡率是一种未经调整的率也称为粗死亡率（crude death rate）。根据不同特征，如年龄、性别、职业、民族、种族、婚姻状况及病因等分别计算的死亡率称之为死亡专率。计算时必须保证分子、分母对应人群的一致性。对不同地区死亡率进行比较，须进行死亡率标化后才能进行，这是因为人口构成等因素的不同，可能会掩盖真实的结果。

当国际或不同时代疾病分布频率进行比较时，由于诊断水平的差异，发病率和患病率很难成为有意义的指标，这时死亡率就成为唯一可用的指标，但死亡粗率不能直接进行比较，必须进行年龄调整，以排除因年龄构成不同所造成的假象。调整的方法有直接法和间接法两种。直接法是用标准人口的年龄比例对两地的死亡率进行调整，而后进行比较。也可把相互比较的两地人口按年龄组相加，作为标准人口进行调整。间接法是以全国或者省、市各年龄组的死亡率为标准，按公式计算间接调整的死亡率，称为调整死亡率（adjusted death rate）。

死亡率是文化、卫生水平的综合反映。是衡量某一时期，一个地区人群死亡危险性大小的指标。其既可反映一个地区不同时期人群的健康状况和卫生保健工作的水平，也可为该地区卫生保健工作的需求和规划提供科学依据。还可用于探讨病因和评价防治措施。对于某些病死率高的恶性肿瘤，死亡率与发病率十分接近，死亡率基本上可以代表其发病率，而且死亡率准确性高于发病率，因此常用作病因探讨的指标。

2. 病死率（case fatality rate/case mortality rate）　病死率表示一定时期内（通常为 1 年），患某病的全部患者中因该病死亡者的比例。

$$病死率 = \frac{某期间内某病死亡人数}{同期患某病的病人数} \times 100\%$$

若某病处于稳定状态时，病死率也可由死亡率和发病率推算得到：

$$病死率 = \frac{某病死亡率}{某病发病率} \times 100\%$$

病死率主要用于表示某确诊疾病的死亡概率，它可说明该种疾病的严重程度，也可反映医疗水平和诊断能力，但在评价不同医院的医疗水平时，要注意可比性，因为医疗设备好、规模较大的医院接受危重型患者的概率比小医院要高得多，从而使某些疾病的病死率可能高于小医院。

3. 生存率（survival rate）　生存率是指接受某种治疗的患者或患某病的人中，经 n 年的随访（通常为 1、3、5 年）后，尚存活的患者数所占的比例。

$$生存率 = \frac{随访满 \, n \, 年尚存活的病例数}{随访满 \, n \, 年的病例数} \times 100\%$$

生存率常用于评价某些慢性病如癌症、心血管病等的远期疗效，反映了疾病对生命的危害程度。应用该指标时，应确定随访开始日期和截止时间。开始日期一般为确诊日期、出院日期或手术日期；截止时间一般为 3 年、5 年、10 年。为了更充分地利用随访观察所获得的信息，近年来，生存率分析较多地应用于多种疾病队列研究对结局的衡量，并借助于队列寿命表来研究疾病的病因。

4. 累积死亡率（cumulative death，CD） 一定观察期内，观察人群全部死亡人数与开始观察时的人口数之比，即是该观察期的累积死亡率。用来表示某病在一定时间内死亡的病例数占该固定观察人群的比例。一般用百分率表示。

$$累积死亡率 = \frac{观察期内的死亡病例数}{开始观察时的暴露人数} \times 100\%$$

累积死亡率是平均危险度的一个指标，也是人群在特定时期内死于该病的概率。它的数值大小随观察期的长短而发生变化。

5. 死亡比（mortality ratio） 死亡比是构成比，即因某种病而死亡的人数和全部死亡人数之比。

$$死亡比 = \frac{患某病死亡人数}{全部死亡人数} \times 100\%$$

在缺乏人口数据，无法计算死亡率时，可以计算死亡比，用于分析疾病的原因。

6. 标准化死亡比（standardized mortality ratio，SMR） 标准化死亡比是观察的某人群死亡人数同以标准人口（即全人口）死亡率计算出的预期死亡数之比。

$$标准化死亡比 = \frac{观察人群死亡总人数}{该人群预期死亡总人数} \times 100\%$$

此指标是为了分析某一人群的死亡人数是否高于一般人口的死亡人数，从而判断该人群是否暴露于特殊危险因素。特点是可以在不受观察人群年龄、性别分布影响的条件下，表示该人群死亡频率的强度。计算方法是以某年某地的各年龄、性别组的死亡率作标准，以观察地区的男女各年龄组的人口数，按各年龄组标准死亡率计算，求得预期死亡总数，再与实际观察死亡数相比，即为标准化死亡比。

7. 标化死亡比例比（standardized proportional mortality ratio，SPMR） 标化死亡比例比是观察人群中某疾病死亡总数与该人群该疾病预期死亡数之比。

$$标化死亡比例比 = \frac{某人群某疾病观察总死亡数}{该人群该疾病预期总死亡数} \times 100\%$$

SPMR 与 SMR 的区别是分母的合计预期值是根据全人口某死亡数与全死亡因死亡数之比计算，而不是全人口死亡率来计算的。这在缺乏年龄别人口数资料时，只要有该人群全部死亡病例和全人口死因资料时即可计算。

8. 超额死亡率（excess mortality rate） 超额死亡率指暴露组（或流行期）某病标化死亡率超过非暴露组（或非流行期）标化死亡率部分。

$$某病超额死亡率 = 暴露组某病标化死亡率 - 非暴露组标化死亡率$$

流感等传染病的发病率很不准确，病死率极低，为了测定其流行强度常使用超额死亡率。当比较两个或多个相对数时，需要注意由于影响相对数的混杂因素很多，应注意这些影响因素尽可能地一致或接近。如果不满足相关因素同质性的要求，则应对相对数进行标准化，用以消除或校正混杂因素对相对数的影响。常用率的标准化方法为直接法。它的计算步骤如下：①选取标准构成比。方法有三种：取某一个组的构成比为标准构成比；将几个组的观察个数合并，计算出合并的构成比，以此作为标准构成比；从外部取一个公认的标准构成比。②根据标准构成比计算每一组的校正率。

四、生命质量的评价指标

1. 病残率（morbidity） 病残率指某一人群中，在一定期间内每百（或千、万、10 万）人中实际存在的病残人数。即是指通过询问调查或健康检查，确诊的病残人数与调查人数之比，可说明病残在人群中发生的频率，也可对人群中严重危害健康的任何具体病残进行单项统计。

$$病残率 = \frac{病残人数}{调查人数} \times K$$

式中：

K=100%，1 000‰ 或 10 000/ 万…

2. 潜在寿命损失年（years of potential life lost，YPLL） 潜在寿命损失年指某病某年龄组人群死亡者的期望寿命与实际死亡年龄之差的总和，即死亡所造成的寿命损失。它于 1982 年被美国 CDC 提出并作为疾病负担的主要评价指标，来衡量疾病造成死亡而引起个体或人群寿命的减少。

$$YPLL = \sum_{i=1}^{e} a_i d_i$$

式中：

e 表示期望寿命（岁）；

i 表示年龄组（通常计算其年龄组中值）；

a_i 表示剩余年龄，$a_i = e - (i+0.5)$，其意义为：当死亡发生于某年龄（组）时，至活满 e 岁还剩余的年龄，由于死亡年龄通常以上一个生日计算，应累加一个平均值 0.5 岁；

d_i 表示某年龄组的死亡人数。

YPLL 的理论依据是不同死亡年龄对期望寿命的影响各异，当平均死亡年龄大时，对期望寿命影响较小；反之，当平均死亡年龄小时，对期望寿命的影响则较大。它在考虑死亡数量的基础上，以期望寿命为基准，进一步衡量死亡造成的寿命损失，强调了较早死亡所致的健康损失。YPLL 是人群疾病负担测量的一个直接指标，也是评价人群健康水平的一个重要指标。通过比较各种不同原因所致的寿命减少年数，可反映出各种死因对人群的危害程度，同时它也常用于主要卫生问题或需重点防治疾病的筛选，亦适用于防治措施效果的评价和卫生政策分析。

YPLL 的优点是计算简便、易于理解、结果直观、较全面地考虑了疾病带来的死亡损失，但它也存在几方面的缺陷：计算寿命损失时，以期望寿命作为标准，以致超过期望时的死亡损失难以评价；YPLL 理论基础认为相同年龄个体完全等价，而没有考虑个体差异；YPLL 只评价了疾病引起的死亡，而没有考虑疾病引起的残疾和失能状况。

3. 伤残调整生命年（disability adjusted life year，DALY） 伤残调整生命年指从发病到死亡所损失的全部健康寿命年，它是将残疾损失健康生命年与死亡损失健康生命年结合起来的综合性指标，其主要有四个方面构成：①死亡损失的健康生命年（years of life lost，YLL）；②伤残损失的健康生命年（years lived with disability，YLD），根据不同残疾症状的权重系数、伤残人数和伤残症状平均持续时间，可以将伤残状态下生存的非健康生命转化成相应的死亡损失健康生命年；③健康生命年的年龄贴现，对于不同年龄段人群的生命损失需要用不同的权重系数加以贴现；④健康生命年的时间价值贴现，由于现有伤病对健康的危害过程可能长达数年甚至更为久远，因而需要解决未来损失和现有损失之间的转换。

DALY 是经年龄贴现和时间价值贴现调整后的死亡和伤残所致的健康生命年损失之和，即 DALY=YLL+YLD。其中 YLL 和 YLD 均可用下式计算：

$$YLL / YLD = \int_{x=a}^{x=a+L} Dcxe^{-\beta x} e^{-r(x-a)} dx$$

式中：

x 是年龄，a 为死亡或残疾发生年龄；

L 为残疾持续时间或死亡的损失时间；

D 为残疾权重（介于 0~1 之间，死亡为 1，健康为 0）；

$cxe^{-\beta x}$ 是年龄贴现的权重系数（c 为年龄权重调节因子，一般取 0.165 8；β 为年龄函数参数，一般取 0.04）；

$e^{-r(x-a)}$ 是不同残疾的时间价值贴现（r 为时间价值贴现率，一般取 3%）。

该指标自 1993 年由世界银行专家提出之后，作为主要的疾病负担评价指标，其在很多方面均得到充分的应用：①用于跟踪全球或一个国家或某一地区疾病负担的动态变化及监测其健康状况在一定时期内的变化，还可对已有的措施计划进行初步评价，测定医疗卫生干预措施的有效性；②对不同地区、不同对象（性别、年龄）、不同病种进行 DALY 分布的分析，可以帮助确定危害严重的主要病种、重点人群和高发地区，为确定防治重点及研究重点提供重要的信息依据；③进行成本效果分析，研究不同病种、不同干预措施挽回一个 DALY 所需的成本，以求采用最佳干预措施来防治重点疾病，使有限的资源产生更大的健康生命年效果。

4．健康寿命年（health life years，HeaLY） DALY 是合理、全面的评价疾病负担的指标。但是，DALY 最大的局限性是其对资料的要求比较高，其中失能的权重的确定要求 8 到 12 个国家和地区的不同专业的专家组成团，运用世界银行的六级或七级标准进行失能评估，从完全健康的 0 到死亡的

1，这种情况在一些发展中国家可能无法实现。据此，1998 年，Hyder 等人提出了一个试图将疾病的致死效果及致失能效果结合在一起的新的测量疾病负担的指标——健康寿命年。HeaLY 与 DALY 的设计思想基本上是一致的，以一种疾病发病为起点，其疾病自然史作为基本框架来评价患病和死亡的综合效应，但在公式设计上更简化一些，更易于理解，具体公式为：

$$HeaLY = L_1 + L_2$$

式中：

L_1 为该人群中因患某种疾病死亡而损失的健康寿命年：

$$L_1 = P \times I \times CFR \times [E(A_0 - (A_f - A_0)]$$；

P 为人群的总人数；

I 为该人群中某种疾病每年每千人口的发病率；

CFR 为该病的病死率；

A_f 为因该病死亡时的平均年龄；

A_0 为因该病发病时的平均年龄；

$E(A_0)$ 为年龄为（A_0）时的期望寿命，采用标准期望寿命；

L_2 为该人群中因患某种疾病失能而损失的健康寿命年：

$$L_2 = P \times I \times CDR \times D_e \times D_f$$；

CDR 为患该病人群因该病失能的比例；

D_e 为失能权重；

D_t 为此病平均病程。

HeaLY 与 DALY 比较：首先，在 HeaLY 中，各个年龄存活一年的价值是等价的，如在 25 岁生存的一年和在 65 岁生存的一年是等价的，而在 DALY 中，对中青年的生命每存活一年较之对儿童及老年人存活一年更为重视，年轻人患病计算 DALY 时比计算 HeaLY 时赋的权重更大。其次，HeaLY 的计算是在某年的发病率的基础上，之后的失能和死亡情况的寿命损失依照疾病的自然史，而在 DALY 中，失能的计算形式基本相同，而死亡率考虑的是当年所有死亡的情况而不考虑发病何时开始。在实际应用中，可能会导致一些细小的差异。

5. 健康期望寿命　健康期望寿命最早是以美国学者 Sanders 于 1964 年

提出有效生命年（effective life years）为雏形。1971 年，Sullivan 首次在报
告中使用了无残疾期望寿命（disability-free life expectancy，DFLE），同时
综合死亡率和患病率提出了健康期望寿命的计算方法，真正将死亡和健康
结合到一起，并能通过直接计算来实现。1989 年，一批学者组织了健康寿
命和残障过程国际网络（international network on health expectancy and the
disability process，REVES），对健康期望寿命研究的国际协调统一与交流合
作起到了重要推动作用。

健康寿命涉及两方面内容：一是健康，二是寿命。寿命定义比较简单，即
人死亡时的年龄。而健康的定义要复杂得多。依据对健康期望寿命终点的不同
判定，健康期望寿命也有不同的定义、分类、指标群和测量方式（表 5-1）。

表 5-1　健康期望寿命的测量表

	分类依据	指标	健康核算方法	公式 / 量表
健康状态期望寿命	国际疾病分类	无疾病期望寿命	寿命表法	简略寿命表
		无残疾期望寿命	日常生活自理能力指数	基本活动自理能力指数量表、日常生活自理能力指数量表
	国际残损、残疾和残障分类	无残损期望寿命	全球活动指数	全球活动限制指数量表
		无残障期望寿命	华盛顿残疾统计	六问题短表
	自评健康	自评健康期望寿命	自评健康	自评健康量表、EQ-5D 量表
健康调整期望寿命	加权调整	残疾调整期望寿命、质量调整预期寿命	全球疾病负担伤残调整生命年	伤残调整生命年 = 生命损失年份 + 残疾损失年份
				生命损失年份 = 死亡数 × 死亡数预期寿命
			质量调整生命年	残疾损失年份 = 患病率 × 权重

（苗鑫蕾，2019）

6. 质量调整生命年（quality adjusted life year，QALY）　质量调整生命
年的基本思想是把生存时间按生存质量高低分为不同阶段，每阶段给予不同
的权重（0～1 间取值），然后根据研究人群的生存时间和生存质量得到质量

调整生命年，为健康状态和生命质量的正向综合测量指标。其主要用于生命质量效用的测量。所谓生命质量，就是健康相关的生命质量（health related quality of life，HR-QOL）的简称，包括总的健康状态、生理功能、情感功能、认知功能、角色功能、社会功能与疾病/健康相关的临床特征，以及与治疗相关的毒副作用等。

一个 QALY 反映一个健康生存年，即它可反映在疾病状态下或干预后剩余（经过调整）的健康的寿命年数。如经过临床诊断，一位患者可以现有疾病的状态生存 10 年，假设该患者在完全健康的状态下生存时间会减少为 8 年，则该患者后 10 年将被认为是 8 个质量调整生命年。

在经济学研究中 QALY 可用于成本效用分析，以识别影响人群健康寿命的主要疾病，并评价不同健康服务干预措施的效果，为卫生决策提供依据。

第三节　效应与关联指标

一、概述

1. 效应（effect）　效应有两种含义，一种是指因果机制的终点，即某疾病是某病因导致的效应，如开放性骨折是道路交通事故的一种效应，此处用效应一词是因为开放性骨折只是道路交通事故的结局之一，它还可能会导致闭合性损伤的发生；另一种是指某种特定因素导致的人群疾病频率的变化，如与未经历创伤事件的人群相比，经历了创伤事件的人群发生心血管等慢性疾病和心理障碍疾病的风险更高。

在灾难流行病学研究中，常将潜在的、具有病因特点的因素称为暴露。暴露可以是一种行为（如体育锻炼）、一种处理或干预（如戒烟）、具有某种特性（如基因型），或通常意义上所指的暴露（如环境因素），甚至是某种疾病（如骨折作为一种病因）。

人群效应通常用发病率或发病比例来表示，但也可用以发病时间或患病率为基础的其他测量方法，如基于存活时间或疾病复发时间的流行病学生存分析。效应的评价可分为绝对效应和相对效应。绝对效应是疾病发生测量值之差，相对效应是这些测量值之比。

2．关联（association）　关联即两个因素相关，指一个因素的分布随着另一个因素的变化而变化。关联可分为统计关联和因果关联。统计学关联是指分类资料的相关，广义的关联等同于相关。根据概率论的因果观，因果关联具有时间先后顺序。若暴露组发病率显著高于非暴露组，即为暴露条件（E）与疾病（D）有统计学关联。但有统计学关联不代表就存在因果关联，统计学关联是判断因果关联的基础，在确定因果关联之前，还需要排除偏倚（如选择偏倚、测量偏倚和混杂偏倚等）所带来的干扰。在排除或控制了这些偏倚的干扰后，若仍有统计学关联，说明存在真实的关联，此时可用因果判定标准进行综合评价，得出一定可信度的因果关联结论，包括判断有无因果关联或存在因果关联的可能性。

3．效应与关联的区别　对某特定人群来说，一方面，效应强调的是暴露对个体或群体作用所产生的结果。而关联是暴露与结局疾病相关的一种现象，包括上述不同类型的关联。当关联为因果关联所产生的结果时即为效应。另一方面，效应是指同一人群（假设）在不同观察条件下的比较，通常真正的效应是具有反事实性的，当不可能对效应进行直接测量时，所开展的只是关联的测量。关联的测量涉及不同组间或人群间的比较，常用关联的测量来估计效应的测量。

二、效应的测量和估计

效应的测量是基于绝对或相对差异的比较。但比较暴露和非暴露个体或人群的某种疾病的危险率或危险度，并不能确定危险率或危险度之间的差异是否是由暴露引起。因为还存在其他因素可能会导致这些差异。尽管会尽量控制暴露和非暴露人群除暴露因素外其他方面的因素，但毕竟是两个个体或人群，不可能完全一致。为了排除其他因素的影响，最理想的方法就是个体或一个群体自身且同一时间经历的比较。而这种比较通常是不实际、无法达到的，因此效应的测量是"虚拟真实"定义的。由于理想的参考情况是反事实的，因此需要通过缜密的研究设计，以尽可能地使其接近理想状态。此外，由于效应的反事实现象，真正的效应测量无法实现，因此常用关联的测量来估计效应。如上，效应是在不同的条件下参照一个可比的对照人群来定义的，定义要求清楚地描述一个人群的每一种状况。例如，考虑性别（男性或女性）对骨折的效应，一般可以从字面上理解为，假设有一个男性队列的骨折的发病率，那么将该男性队列替换为女性队列发病率会如何。这样的假设明显是荒谬的，所说明的性别效应是不明确的。为了得到一个合理、科学、准确的概念，性别效应必须用更为精确的机制性概念替换，诸如激素的作用、性别歧视作用等。效应估计（effect estimation）是预测在实际暴露不发生的条件下（反事实条件下），某一人群中疾病或死亡等发生改变的可能性，如何预测死亡率。

1. 效应的测量指标

（1）基于比值的效应测量（相对效应测量）

1）相对危险度（relative risk，RR）：也叫危险比（risk ratio）或率比（rate ratio），是反映暴露与发病（死亡）关联强度的最有用的指标。

$$RR = \frac{暴露组的率}{非暴露组的率} = \frac{I_1}{I_0} = \frac{a/N_1}{b/N_0}$$

式中 RR 表示暴露组发病或死亡的危险是非暴露组的多少倍。RR 值越大，表明暴露的效应越大，暴露与结局关联的强度越大，如果暴露与结局没有关联，并且理论上这两个率是等同的，则比值应等于1。

2）比值比（odds ratio，OR）：又被称为比数比、优势比、交叉乘积比。所谓比值（odds）是指某事物发生的可能性与不发生的可能性之比。如果在研究阶段，结局罕见（如疾病率 < 5%），则 OR 是 RR 极好的近似值。如果暴露与健康结局没有关联，则比值比为1。

$$OR = \frac{病例组的暴露比值（或暴露组的发病比值）}{对照组的暴露比值（或非暴露组的发病比值）} = \frac{a/c}{b/d} = \frac{ad}{bc}$$

OR 的含义与相对危险度相同，表示暴露组的疾病危险性为非暴露组的多少倍。OR > 1，说明疾病的危险度因暴露而增加，暴露与疾病之间"正"关联；OR < 1，说明疾病的危险度因暴露而减少，疾病与暴露之间呈"负"关联。需要指出的是，在不同的患病率和不同的发病率的情况下，OR 值与RR 是有差别的。

（2）基于差值的效应衡量（绝对效应测量）：在流行病学研究中，比值具有方便的统计学属性，且在评价各种来源偏倚的可能作用时更有用，因此，在评价暴露与疾病或健康结局的关系时，计算比值（包括率、比、构成比）比计算差额往往更有意义。但有一些情况下，尤其是评价暴露对健康的影响时，计算差额可能更有价值。如，在评价某干预措施降低环境暴露的效应时，差额可以用于评价疾病被排除了多少，这在公共卫生方面具有更直观的意义。

1）归因危险度（attributable risk，AR）：又叫特异危险度、率差和超额危险度（excess risk），是暴露组的发生率与对照组的发生率之差的绝对值，它表示危险特异地归因于暴露因素的程度。

$$AR = I_1 - I_0 = \frac{a}{n_1} - \frac{b}{n_0}$$

$$由于 RR = \frac{I_1}{I_0}, \ I_1 = RR \times I_0$$

所以 $AR = I_0 (RR-1)$

RR 和 AR 都是表示关联强度的重要指标，彼此密切相关，但其公共卫生意义却不同。AR 一般对人群而言，是暴露人群与非暴露人群比较，所增加的疾病发生数量，如果暴露因素消除，就可以减少这个数量疾病的发生。同样如果暴露与结局不存在关联的话，则 AR 等于 0。

2）归因危险度百分比（attributable risk percent，AR%）：又称归因分值（attributable fraction，AF）、病因分值（etiologic fraction，EF），用来表示暴露人群中发病或死亡归因于暴露的部分占全部发病或死亡的百分比。

$$AR\% = \frac{I_1 - I_0}{I_1} \times 100\%$$

$$或 AR\% = \frac{RR - 1}{RR} \times 100\%$$

由于一些研究不能获得发病率，只能获得 OR。此时，公式可表示为：

$$AF_e = \frac{I_1 - I_0}{I_1} \approx \frac{OR - 1}{OR}$$

AF_e 指暴露人群内某种疾病的发病中，由该暴露引起的发病占全部发病的比例，也即假如消除该暴露，暴露组发病降低的比例。归因分值是具有公共卫生意义的指标，它同时还代表人群中随机抽取一个病例可能因该暴露引起的概率。

就具体某一总人群来说，又衍生出人群归因危险度（population attributable risk，PAR）和人群归因危险度百分比（population attributable risk percent，PAR%），即与现实实际暴露情况相比，如果人群完全处于非暴露状态下，所能获得的发病率下降程度。

$$PAR = I_t - I_0$$

$$PAR\% = \frac{I_t - I_0}{I_t} \text{ 或 } PAR\% = 1 - \frac{I_0}{I_t}$$

式中：

I_t 为全人群某病的发病率；

I_0 为非暴露组的发病率。

3）超额病因率比：当相对危险度大于 1 时，此时平均效应可以表达为超额相对危险度，可以用以下公式表示超额病因率比：

$$IR - 1 = \frac{I_1}{I_0} - 1 = \frac{(I_1 - I_0)}{I_0}$$

此处 $IR - 1 = \frac{I_1}{I_0}$ 时，病因率比（causal rate ratio），是指队列成员在暴露与非暴露两种条件下，经过同一时期间隔后，发病率的比。

4）超额病因危险度：与超额病因率比类似，超额病因危险度比是

$$RR - 1 = \frac{R_1}{R_0} - 1 = \frac{(R_1 - R)}{R_0}$$

此处是病因危险度比，上述公式显示了超额相对危险度等于率差或危险度差除以非暴露组的率或危险度（I_0 或 R_0）因此有时也成为相对差或相对超额测量。

2．效应测量的选择

（1）联合指标：任何一种暴露因子引起的任何一种效应，都可用某一种定义来概括，并且该种效应都是可以被测量的。如创伤引起的急性肾损伤，能反映肾损伤的相关指标（如尿素、肌酐、尿素氮）是可以测定的，但这些生化指标并不是特异性的。

早期的、无症状的亚临床效应指标大多是非特异性的。任何一项非特异

指标的观测值的异常，都不能排除混杂因子的影响。采用单项指标观察效应，其结果是难以置信的，若全部非特异性指标同时被测定，混杂因子的影响就被限制，因为各种混杂因子同时存在的可能性是极小的。如上述 3 项生化指标有关的混杂因子是肾炎、肾病综合征、糖尿病肾病等。一个人兼备这些因素的可能性是很小的。采用多项指标（或联合指标）来识别因子的效应，无异于把非特异性的观察指标特异化，使观察结果变得可信。这就是效应观测的联合指标原则。

联合指标的运用，对于个体与群体的意义不同。联合指标用于个体，具有诊断学意义，相当于诊断标准。要求符合标准齐全，方能诊断一个病例。用于群体，具有筛选的意义，在多项指标中，必有至少一项是最灵敏的效应指示物，反映群体受损情况（群体效应）。判断群体效应与诊断个体患病对于效应指标的要求是有区别的。后者要求多项指标皆属异常且齐全，而前者仅根据一项最灵敏的指标观测异常即可做出，并不强调全部效应指标一律异常。例如，创伤所导致的急性肾损伤，在个体诊断时必须根据患者的病史和入院前的病史、治疗史与用药史，并结合实验室及辅助检查，必要时，行肾活检才能明确诊断，确定为早期健康危害者，列为观察对象；而群体效应则主要根据实验室指标的变化确定。

（2）多项效应观察：多项效应观察是探讨灾难/创伤事件健康效应的一种方法，常用于以下情况：灾难/创伤事件已知，但其作用于人群会引起何种效应尚未被认识（有关知识不足）。例如，地震、战伤、儿童期虐待等对人群健康状况的影响。这种情况下的效应研究是没有明确的目标的。唯一的假设是暴露已经产生了某种效应，需要用流行病学的方法去"侦破"。"侦破"的方案必须是多目标的，多效应地观察。"侦查"的结果可能导致两种类型的结论：①发现某种特异的效应，推论与灾难/创伤事件暴露有关。如退伍士兵人员的睡眠障碍发生率较高，可能与发生的创伤性脑损伤有关。②从多个侧面观察到暴露因子与健康状况的恶化有相关性。如，相近年代和年龄的人发生代谢综合征的风险不同，经过对人群特征的探究，发现风险较高的人群经历过地震，换言之，地震可能增加了人群发生代谢综合征的风险。

（3）定性目标与定量目标：灾难流行病学研究和解答灾难事件与健康的关系有定性与定量两个目标。

1）定性目标：只阐明暴露（灾难/创伤事件）对人群健康的影响有或无。对比法研究所回答的大多属于这一类问题。定性目标不能指出在复杂的多因子系统中被研究的因子对被观察到的效应起多大的作用，占多大的比重。

2）定量目标：阐明暴露（灾难/创伤事件）在被观察到的效应中扮演多大的角色，其在复杂的多因子系统中参与对人群健康的影响所作的贡献率有多大。多元回归统计方法可一定程度上解答这类问题。定量目标的灾难流行病学研究对于应急决策和预防策略有重要的意义，特别是对于资源配置方面。定性研究纵然结论明确，仍然不能形成决策者的决心，只有定量研究结论可明确指出合理配置资源的效益。

（4）对比法：比较暴露人群与非暴露人群中某种效应的强度、效应率，以判明二者之间差别是否显著，是提示因子对效应的关系最常用的方法。人们常选择高风险地区为观察区，同时设立低风险地区为对照区，作对比研究。这种空间上的对照方法，还衍生了空间病例－对照研究。对比法的致命缺点是不能排除混杂因子对观察的干扰。实行有效的对比研究应注意控制混杂因子。

3. 效应测量的注意事项

（1）相对效应测量与绝对效应测量的比较：以上所讲的发病率差、危险度差等称为绝对效应测量，而相对效应测量是绝对效应测量与事件发生的基础测量值的比。

如果一个队列在非暴露状态下的发病率是 I_0，暴露状态下的发病率是 I_1，暴露对发病率的绝对效应则为 $I_1 - I_0$。相对效应又称相对超额率（relative excess rate），为：

$$\frac{I_1 - I_0}{I_0} = \frac{I_1}{I_0} - 1$$

对于危险度而言，相应的公式为：

$$\frac{R_1 - R_0}{R_0} = \frac{R_1}{R_0} - 1$$

因为相对效应测量依靠于非暴露状态下的发病率及绝对效应测量，因此，即使两个人群有相同的绝对效应，但可能会有很大不同的相对效应。反之，两个人群即使相对效应相同，绝对效应也可能会有很大的不同。

相对效应测量有两种成分：即发生事件的比率（如 $\frac{I_1}{I_0}$ 或 $\frac{R_1}{R_0}$ ）和常数（ -1 ）。通常忽略常数而仅仅参考测量的比例项。没有常数，测量将上移 1。

当没有效应时，全部相对效应测量为0，此时，测量的比例项为1。当解释测量的指标为率比时，此项的上移是非常重要的。例如，一种暴露的率比是3，第二种暴露的率比是2，那么，第二种暴露的作用仅仅是第一种暴露的一半。

尽管流行病学家通常应用率比测量，也就是忽略了-1，但偶尔也不省略。例如，有人描述"暴露组的危险度高出20%"，这也就意味着R_1与R_0的比是1.2，20%是由1.2减去1所得。

因为相对效应涉及一种测量被另一种测量除，所以，这种测量是无限的。相对效应值的范围处于-1到无穷大，如在测量中删除-1的话，则范围从0到无穷大。

（2）效应修饰（异质性）：假若将队列分为两层或多层，如果这些层特异的效应测量值不同，可以认为层间的效应测量值是异质（heterogeneity）的；如果相同，则认为层间的效应测量值是同质的。

在考虑层间效应测量值是否同质时（有无效应修饰），需要注意的重要一点是，如果暴露对发生的事件有效应，则在各层间比值（率比）或差异测量（率差）最多只能有一个是一致的。如，若有暴露，男性平均危险度是0.50，女性平均危险度是0.10；若没有暴露，男性平均危险度则是0.20，女性平均危险度为0.04。这时，对男性而言，暴露的病因危险度差为0.50-0.20=0.30，是女性病因危险度差（0.10-0.04=0.06）的5倍；而男性病因危险度比（0.50/0.20=2.5）等于女性病因危险度比（0.10/0.04=2.5）。如果将这个例子变换使得这些差值一致，也就是说，使男性的暴露危险度0.50变为0.26，那么，男女的危险度差异将都是0.06，但是男性危险度比值将是0.26/0.20=1.3比女性危险度比（2.5）小得多。有关效应修饰的内容可参考相关书籍。

（3）层别测量与整体测量的关系：对于病因危险度差和危险度比而言，整个队列的测量值必然位于层别测量值范围之间变化。但就比值比而言，整个队列的病因比值比（causal odds ratio）会比任何一层的病因比值比更接近于无效（null），这种奇怪的现象有时被认为是病因比值比的非趋于平均性（non-collapsibility）。

假设在一个队列中男女各占50%，如果有暴露存在，男性的平均危险度将是0.50，女性的平均危险度将是0.08；如果无暴露，男性的平均危险度将是0.2，而女性的平均危险度将是0.02。那么，男女病因比值比则分别是：

$$0.50/(1-0.50)/[0.20/(1-0.20)]=4.0（男性）$$
$$0.08/(1-0.08)/[0.02/(1-0.02)]=4.3（女性）$$

对于总的队列而言，如果有暴露存在，平均危险度将是男性和女性平均危险度的平均值，$0.5×(0.50)+0.5×(0.08)=0.29$；同理，如果无暴露，则平均值为 $0.5×(0.20)+0.5×(0.02)=0.11$。因此，对于总的队列而言，病因比值比为

$$[0.29/(1-0.29)]/[0.11/(1-0.11)]=3.3$$

该病因比值比小于男性和女性的分层比值比，是因为整个队列的病因比值比不是层别比值比的加权均值。

与此同时，病因率比（causal rate ratio）也表现为非趋于平均性，即总队列的病因率比亦较层别病因率比更接近无效值。为了说明这一点，假设上述例子的危险期是从 2000 年 1 月 1 日至 2000 年 12 月 31 日，所有发病者均在 1 月 1 日发病，并且观察期内均处于危险状态。那么男性和女性的病因率比则分别是 4.0 和 4.3，而整个队列的病因率比是 3.3。

上述现象的实际意义是：只有当所有层的结局事件的发生率均很低时，比值比和率比与危险度比是近似的。同时，总的危险度比也可以写成层别比的加权均值。此时，对病因率比和病因比值比的非趋于平均性就不必太关注。否则，当结局事件的发生率较高时，三者是有差别的，需引起注意。

三、关联的测量

1. 关联的测量指标　假设要比较两个不同人群的发病率，如，以我国男性和女性伤害发病率之比作为测量指标，这个比较男性和女性两个亚人群发生率的指标并不是一种效应的测量，因为它比较的两个率来自不同的人群。在这种情况下，可以说此时的率比是一种关联的测量，即我国伤害发病与性别的关联。

通过上述例子可以看出，效应测量比较的是同一人群的两种可能情况下的生命过程或状况的比较，此时最多只有其中的一种情况会发生，另一种情况只是一种理论假设（"抽象"概念），因为在逻辑上不可能同时观察到两种情况下人群的情况，也无法直接观察到效应的大小。而关联的测量比较的是

两个不同人群的发生情况，或是同一人群在不同时间段内的情况。

（1）比值比：病例 – 对照研究以现在某病患者为病例，以未患该病但其他条件与患者具有可比性的人为对照，搜集既往各种可疑致病因素的暴露史测量并比较两组对各种因素的暴露比例，从而探索和检验病因假说。病例 – 对照研究中表示暴露与疾病之间关联强度的指标为 OR，即病例组暴露比值（暴露发生的概率与不发生的概率之比）与对照组暴露比值的比。

（2）患病率比：当危险人群和患病人群稳定，以及患病人群没有迁入和迁出时，粗患病比值（prevalence odds，PO）等于粗发病率（I）乘以平均病程（D）。分别估计一个暴露人群和一个非暴露人群的患病比值，得到：

$$PO_1 = I_1 \bar{D}_1$$

$$PO_0 = I_0 \bar{D}_0$$

这里 1 和 0 分别代表暴露和非暴露。如果平均病程 $\bar{D}_1$ 和 $\bar{D}_0$ 相等，可发现粗患病比值比（prevalence odds ratio，POR）等于粗发病率比（incidence ratio，IR）：

$$POR = PO_1 / PO_0 = I_1 / I_0 = IR$$

但如果暴露影响死亡率的话，将间接地影响平均病程，因此 D_1 将不会等于 D_0，上式将不相等。

2. 关联测量的注意事项

（1）混杂：在实际研究中，效应是很难测量到的，但关联可以被观察到，因此通常用关联测量来替代效应测量（有时使用调整后的关联替代效应测量）。对于通过两个人群比较估计所得到的关联，研究人员也非常自然地对其给予病因学的解释。接下来，将详细阐述如何对效应测量和关联测量之间进行推论转化。

若测量的效应是地震在多大程度上能够影响心血管疾病发生率的改变，为测量这部分效应，必须比较发生地震后的实际发病率与同期如果没有发生地震时的发病率。然而，后者并不能观察到，因为该地区已发生了地震，因此在同期未发生地震的率是反事实的。因此，使用地震前的率替换该反事实的率，此时，用关联测量（地震前后的率差）替代了真正感兴趣的效应测量：即在地震后的同一个时期内，发生和不发生地震之间的病因率差。

如果地震前后心血管疾病的发生率与反事实发生率不同，那么地震前心血管疾病的发生率不宜替代反事实发生率，此时关联测量也不能等同于所替代的效应测量。在这种情况下，可认为关联测量被混杂了（对期望得到的效应测量来说），或者说前后率差中存在混杂。另一方面，如果地震前的率等于反事实条件下的率，关联测量就等于所期望的效应测量，即前后率差没有被混杂。不仅率差可能被混杂，率比也可以被混杂。因为率比和率差比较的是同样的测量值，如果反事实的率或风险不等于其替代指标，率比和率差都将被混杂。上述概念也适用于比较的指标为平均风险、发病时间、比值或患病率。

（2）混杂因素：如在探究创伤对心血管疾病影响的研究中，吸烟、减少体力活动等因素可能会影响心血管疾病的发生，换句话说，吸烟等行为方式混杂了关联测量，或者说在关联测量之中吸烟的结果和创伤的结果混杂在一起了，吸烟是关联的混杂因素或关联被吸烟混杂了。

混杂因素即造成关联测量与反事实条件下获得的效应测量之间部分或全部差异的因素。在上述例子中，吸烟解释了为什么创伤前后关联过高估计了创伤作用，前后率差或率比既包括了吸烟的效应，同时也体现了创伤的效应。概括地说，一种能产生这种差异并导致混杂的因素，必须能够影响非暴露组的危险度和发病率，而不受暴露和疾病的影响。

很多流行病学方法都讨论如何避免和调整（控制）混杂。控制混杂最基本的方法是根据混杂因素进行分层分析。通过在特定水平的混杂因素之间进行比较，来排除混杂因素的影响。

（3）区分因果关系与关联的简单模型：可以通过一个简单的基于队列的潜在结局模型来区分效应测量和关联测量，以及混杂和混杂因子的作用，从而加深对上述有关效应测量概念的理解。

（4）测量的标化：无论是效应还是关联的测量，如果比较人群之间的构成不同，则其发生率等测量指标（包括直接测量和相对测量指标）不能直接比较，应将测量指标进行标化。需注意的是，将标准化率比作为效应测量时，即使没有方法学问题，解释时也需特定的假设，即假设暴露不影响人时分布，或其他一些特殊情况如标准化率比在各类（层）间一致。标准化率差也是如此。与标准化率相反，标准化危险度比和标准化危险度差的分母（或减数）不受率的变化或竞争风险影响，因此不需要特定的假设，即可解释为效应的测量。

思考题

1. 简述暴露测量的主要内容。
2. 简述暴露和结局测量策略的影响因素。
3. 简述疾病和健康测量指标主要包括哪些。

第六章
灾难流行病学研究资料来源与收集

    灾难流行病学研究资料的收集贯穿研究的全过程。不同研究阶段涉及的研究内容不同。在研究设计阶段，需根据研究目的，阅读相关文献和资料，然后根据实际情况合理设计资料收集表；在实施阶段，需进行全程监测和质量控制，有针对性地收集数据资料，以确保研究资料的质量和完整，避免大量缺失；在研究完成后，需选择并利用恰当的方法整理、核实与清理数据，为数据分析打基础。灾难流行病学研究者要具备"化繁为简""去粗存精""去伪存真"的数据处理能力，认真耐心地清洗、归纳和整理数据，以减少"噪声"信息，获得真实可靠、有价值的结果。

第一节　资料来源

应用流行病学的基本原理和方法，收集灾难相关疾病或健康状况的病因及危险因素、疾病诊断、疾病转归和评价防治效果等方面的资料，是灾难流行病学研究的重要内容；熟悉数据收集来源及方法、了解所收集资料的类型并进行数据类型的转换、控制数据的收集质量、完善数据的管理，保证资料的完整性、准确性和一致性是灾难流行病学研究的基本要求，也是衡量相关科研工作者的基本素质之一。

灾难流行病学资料不仅包括灾难本身相关的资料（灾难的分布、发生原因、类型、严重程度和范围），还包括灾难暴露人群健康相关的数据资料（如患病率、伤残率、病死率等）、各种援助或干预措施的有效性信息等。收集灾难流行病学研究资料并进行分析，有助于解决灾难流行病学研究中的关键科学问题，为有效预防灾难或降低灾难伤害，探索控制灾难所致人群伤害和疾病的有效措施奠定基础。

一、灾难现场调查

1. 灾难现场调查的定义　现场调查（field investigation）是灾难流行病学研究的重要手段之一。灾难现场调查是针对灾难地区人群中某种疾病或健康状况的分布或流行状况展开调查。它不仅能直接获取到所需的资料，还能了解到事件发生的实际情况及关键问题，为采取相应措施或得出正确的结论提供科学依据。灾难流行病学研究常需要借助现场调查探索灾难暴露人群中某种疾病的病因或评估某种干预措施的效果等。灾难现场调查与常规的有计划的现场调查在其基本原理和技术方面相同，但由于灾难的特殊性，使得灾难的现场调查又具有情况不明、假设缺乏、时间紧迫及要求高等特点。

2. 灾难现场调查的内容　根据灾难状况，灾难现场调查内容主要包括两类。第一类是针对灾难及灾难所致影响展开流行病学调查。灾难现场调查的方法包括现场勘查、座谈交流、问卷调查和比较研究。通过现场调查可以收集灾难基本情况以及应对处置的第一手数据和信息，此类现场调查内容主要包括灾难的基本情况（原因、规模等）、灾难救援的情况（救援人员数

量、干预措施等）以及灾区人群的伤残情况等。第二类是针对疾病暴发展
开的流行病学调查，也被称为暴发调查（outbreak survey）。暴发是指在一个
局部地区或集体单位的人群中，短时间内发生许多相同症状的患者。大灾之
后必有大疫，灾区环境恶化、饮水卫生较差常会引起疫病的流行，通过暴发
调查可以进一步确认暴发的存在和原因，了解暴发累及的地区和人群，从而
提出控制暴发的措施。对于病因明确的疾病，辨别其临床症状，分离和鉴定
其病原体，了解其传染源、传播途径和导致流行的危险因素都是较为简单明
确的；对于病因不明疾病的暴发，在现场调查中，需要认真细致地收集该病
的临床、实验室和有关的流行病学证据，以描述该病的分布，分析流行的原
因。在过程中，收集的内容主要包括疾病的特征、暴发范围和受累及的人
群、传染源与传播方式以及继续受威胁的任何地区等。如，针对新型冠状病
毒感染，相关专业人员立即展开了现场流行病学调查，首先针对不明原因肺
炎进行了诊断核实，由最初的冠状病毒到诊断为新型冠状病毒，并制定了病
例定义，之后根据调查结果不断修正。病例定义制定之后，立即对暴露人群
进行了筛查以确定现有病例，针对每个病例展开流行病学调查，以获取更加
详细的信息。对患病人群展开描述和分析流行病学研究，以获取新型冠状病
毒感染患病人群的分布及影响因素，从而为制定科学的预防和控制策略提供
参考。

　　由于现场研究的调查对象数量较大，参与调查人员较多，为获得可靠的
调查结果，在正式调查前，若条件允许，应尽可能对调查表的可行性、信
度、效度进行分析；同时对调查人员进行培训，以规范统一，调查结束后，
还需认真审核调查表、评价调查质量，并实施可靠性分析。

二、流行病学调查研究

　　流行病学调查研究常用的方法包括观察法和实验法，观察法又包括描述
性研究和分析性研究（病例－对照研究和队列研究），实验法又包括临床试
验和人群现场试验。方法内容详见本书第四章。
　　在实际调查中，有时候会将不同的方法结合在一起，从而衍生了一些新
的方法。其中，调查随访研究是结合了横断面设计和队列设计的一种杂交设
计类型。横断面研究系目标人群的随机样本，接着为仍有风险者作队列研
究。因而，观察者可估计同一靶人群的患病率及发病率。

三、灾难监测资料

1. 监测的定义　监测是指长期、连续、系统地收集、分析、解释、反馈及利用灾难相关信息的过程。监测信息可来自多方面，主要包括灾难相关的发病率、死亡率、病死率、疾病情况、医疗卫生数据等公共卫生信息、各类环境监测数据以及其他相关信息。根据监测信息，可通过描述流行病学的方法研究社区内某一特定疾病或公共卫生问题在人群、地区和时间上的分布特征或趋势，为各种情况和疾病确定基线病例数，以便在超过预期病例数或可能存在暴发倾向时向公共卫生工作人员及时反映，从而做出相对应的应急策略和措施。另外，监测数据还可提供地理区域内各个庇护所内人群健康状况的描述，还有助于创建跨多个地区的受庇护人群健康状况的详细总体快照。

2. 监测的类型　监测有多种类型，如常规报告与哨点监测、主动监测与被动监测、症状监测等。

常规报告（routine report）是指针对卫生行政部门所规定的疾病或各种健康相关问题进行常规监测报告，如我国的法定传染病报告信息系统。它是一种很普遍的监测技术，虽然其漏报率高、监测质量低，但仍能为研究提供一些重要、有价值的信息。哨点监测（sentinel surveillance）是为了达到特定目的，在特定地区或特定人群中用标准的内容和方法开展的监测。较典型的是针对流感样病例的监测，主要以被选定的医院门诊作为监测哨点，每周上报流感样病例数量。哨点监测对于灾难频发地点的早期征象评估和预警显得尤为重要。主动监测（active surveillance）是指根据特殊需要，上级单位亲自调查收集资料，或者要求下级单位尽力去收集某方面的资料。如灾难事件发生后的重点疾病监测。灾难环境下的发病率监测不仅针对传染病暴发，也针对灾难可能造成的伤害和其他慢性疾病，包括精神疾病。避难所监测是主动监测应用于灾难中的一种形式，它通过临时避难所、流动诊所或其他短期医疗保健中心，监测与灾难有关的疾病。避难所监测可及时、有组织地提供信息，详细说明被安置人口的总体健康状况，并确定潜在的需求。被动监测（passive surveillance）是最常见的监测类型，是指下级单位常规地向上级机构报告监测资料，而上级单位被动地接受。在灾难期间，现有的被动监测可转换为主动监测，特别是在正常的监测活动因事故而中断的情况下。症状监测（syndromic surveillance）又被称为综合征监测或症候群监测，是指通过连续、系统地收集和分析特定疾病临床症候群的发生频率资料，及时发现疾病在时空分布上的异常现象，早期探查和预警疾病的暴发，从而展开快速反应。如灾难发生期间，大量伤病员被送往急诊，通过监测急诊信息，能够了解受灾难影响人群的健康状况分布，从而采取相应的应急策略，以提高救治效率，减少进一步生命和资产损失。

四、报告与报表资料

报告卡与报表资料也是灾难流行病学研究资料来源的重要途径。灾难事件发生之后，有关部门会对灾难事件展开调查，并形成详细的报告，如《河南郑州"7·20"特大暴雨灾害调查报告》。除了灾情报告，还有官方机构发布的全球、国家或地区的自然灾害评估报告、综合风险形势分析报告等。常见的报表有中国统计年鉴、病伤死亡年报表、疫情旬（月、年）报表等。

五、灾难信息化平台

1. 信息化系统和平台

（1）院前急救系统：从空间维度看，院前阶段主要是指从灾难现场到患者入院的位置转移；从主要任务看，院前急救阶段主要是指从灾难现场到患者入院这一时段间，急救人员采取急救措施以稳定患者生命体征，挽救患者生命，避免继发性损伤，防止伤口感染，减少痛苦，主动创造有利的运送条件，并尽快将患者转移至邻近可有效治疗的医疗机构，进而为下一步院内救治创造较良好条件的阶段。

院前创伤救治体系建设的完善，直接关系到伤患救治的成功率。收集这一阶段的信息，并展开相关研究，可科学、有效地提升院前急救的效能。此外，将院前急救系统与院内系统通过唯一标识号（如身份证号、医保号）进行链接，有助于院前与院内救治的衔接，也有助于构建全流程的救治网，为灾难流行病学研究的开展提供可靠的数据库，从而进一步改善伤者的预防和管理，提升救治率。

1）120医疗急救系统：120医疗急救系统是针对急救中心对患者各项生命体征参数采集和传输需求而产生的。该系统可以将急救病患在救护车上急救过程中的生命体征、急救视频等传输到急救中心和接诊医院，让急诊医生提前了解病患的状况，并远程指导救护提供技术保障。随着我国急救医学的发展而逐步建立的 120 医疗急救系统，可为广大群众提供对急症、危重疾病、重大灾难、意外事故等急救医疗服务。迄今为止，我国县级以上城市基本建立了覆盖全境的 120 医疗急救系统，已成为我国最主要、分布最广的院前急救系统，在我国急救医学系统中占主导地位。

尽管院前急救系统的数据管理存在诸多问题，不过在急救中关于急救以及患者本身相关的信息采集仍是灾难流行病学研究在院前阶段数据收集的一个重要来源。

120 急救指挥调度系统是 120 医疗急救系统的一个关键组成部分，它包括 120 呼叫中心、定位导航、急救调度、实时语音视频、任务管理和统计报表等模块，统计报表模块相当于院前急救的一个数据池，包括各类急救信息回传的报表，如呼叫信息报表、受理信息报表、调度信息报表、出车信息报表等。此外，该系统还收集了患者信息、任务信息、GPS 信息、地图信息等内容，这有助于对急救行为进行统一规范、对急救资源进行统一管理、对急救事件进行统一调度。同时，最大限度地集成患者信息和急救任务信息，有助于整合区域内的急救资源，以更合理、便捷地进行区域资源调度。

在灾难流行病学研究中，掌握院前救治的一些重要时间信息（如急诊派出时间、到达现场时间、离开现场时间、到达医院时间等），有助于确定从发生到进入急诊室的最佳时机或脆弱期；评估伤员生理指标和评分、救治情况，有助于识别对患者最有效的急救措施，提高治疗的针对性。目前，我国对于将院前与院内信息衔接方面还存在一定不足，使患者的救治信息割裂为两部分：院前部分和院内部分，无法更高效地对患者进行管理，这也成为了灾难流行病学研究的一大挑战。

2）"999" 红十字会紧急救助系统：该系统是由中国红十字会通过社会各单位支持、贷款和自筹资金建立起来的，目前多数主要是集中在大、中城市。它的建立和运行，大大缩短了急救半径，也有力促进了我国院前急救服务的质量，使我国急救救援体系网络更加完善。虽然该系统也是院前信息采集的一个重要来源，但是尚未构建完善的数据平台，对于相关数据的收集仍有一定困难。

3）"122" 交通事故急救系统：122 交通事故急救系统是专门针对交通事故造成的创伤进行院前急救。它是伴随着社会经济发展应运而生的，主要是为了保障交通伤的患者能够得到及时、正确的救治，减轻道路交通事故的危害，维护广大群众的生命安全。该急救模式下采集的数据，既包括交通局的相关数据，又包括 120 急救的相关数据。

（2）院内电子病历系统：院内阶段是指患者进入医院直至出院的这一段时间；院内救治既包括急诊救治，又包括住院治疗。患者进入医院之后，在救治的过程中，会产生大量的就诊信息，包括基本信息、入院记录、实验室检查的生化指标信息以及手术和输血信息等。这些信息都将通过电子病历系统进行存储和传输。

电子病历系统，也叫计算机化的病案系统或者基于计算机的患者记录。它是指以电子化方式管理的有关个人终生健康状态和医疗保健的信息系统，记录了患者就诊的信息，包括：首页、病程记录、检查检验结果、医嘱、手术记录、护理记录等，其中既有结构化信息，也有非结构化的自由文本，还有图形图像信息。该信息系统形成的平台集成了大量的医疗数据，对海量数据进行挖掘和分析，不仅有助于提高医院的管理，还有助于提高患者的救治率，改善患者的预后，减轻医院和患者的经济负担。

（3）院外随访平台：院外阶段是指患者出院之后，前往康复机构或者回家；院外康复往往是一个时间尺度较大的一个阶段，对于患者进行长期的随访，能够更科学地看待伤病患者发生不良健康结果的风险。

目前，院外随访信息的获取主要是依托于护理信息化平台辅助电话随访，通过对个别、集中干预，对患者进行持续的健康教育，加强护理延续性，从而提高患者对疾病的认知水平，强化健康观念，提高其自护能力和治疗的依从性。

科学合理地对出院患者进行随访，不仅可以有效降低出院患者并发症的发生，满足患者的健康需求，提高患者的满意度，还可以不断完善数据库，为专科疾病的研究提供科研资料，也为灾难流行病学研究中的长期效应提供可靠数据来源。

2. 公共数据平台

（1）紧急灾难数据库（Emergency Events Database，EM-DAT）：EM-DAT是由比利时鲁汶大学国家灾害流行病研究中心建立，并进行持续更新和维护。它是一个全球级别的灾难数据库，可为国际计划、科学研究提供大量自然和人为灾难的数据，并由公众免费获取，在国际上影响重大、应用十分广泛。EM-DAT 采用了亚洲减灾中心提出的一套全球灾害统一编码（GLIDE）方法，便于用户进行查询和比较不同数据库之间的信息。该数据库核心数据包含了自 1900 年以来全球 15 700 多例大灾难事件的发生和影响数据，并以平均每年增加约 700 条新的灾难记录的规模扩大。该数据库每天都对数据进行更新，并进行验证，新数据将在验证后的一个月内陆续公开。

该网站的数据由多源数据汇编而成，包括联合国、国际组织、政府、非政府组织、保险公司、研究机构以及媒体等提供的数据。其中，对数据的选取优先考虑采用国际组织提供的灾难数据。该网站对数据收集方法进行了全面清晰的解释，以便数据下载者了解数据情况，合理使用数据，并且还可依据国家、灾难类型或者时间进行查询或下载。

EM-DAT 中的灾难信息主要为两大类别：自然灾难与技术灾难，自然灾难又包括有干旱、地震、流行病、极端温度事件、饥荒、昆虫灾难、洪水、滑坡、火山、海啸、野火、大风（包括旋风）（表 6-1）；技术灾难的报道种类有工业事故、交通事故及其他人为灾难事故。数据中收集的灾难事件信息包括的主要数据字段有受影响国家名称、灾难类别、灾难类型、灾难发生的起止日期和地点、死亡人数、受伤人数、无家可归人数、受影响人数、影响总人数、评估的经济损失。

表 6-1　EM-DAT 数据库中自然灾害类型

自然灾害类型	具体灾害类型
干旱	—
地震	—
疫病	炭疽热；虫媒病毒；腹泻；白喉疟疾；麻疹；脑膜炎；瘟疫；狂犬病；天花；病毒性肝炎等
极端温度	寒潮；热浪
洪水	海岸 / 湖泊洪水；急速洪水；平原洪水；山谷洪水
昆虫灾害	蝗虫；蚱蜢；其他
滑坡	雪崩；山崩；泥流；岩崩
火山	—
风暴潮	海啸；潮汐波
野火	—
暴风	旋风；飓风；龙卷风；热带风暴；暴风雨；台风；强风
技术灾害类型	工业事故；交通事故；其他事故

（2）全球疾病负担数据库（Global Burden of Disease，GBD）：1988年，在世界卫生组织（WHO）和世界银行（World Bank）的支持和美国比尔及梅琳达盖茨基金会资助下，美国哈佛大学公共卫生学院开始对全球疾病负担进行研究，随后由美国华盛顿大学健康测量和评价研究院牵头成立了GBD研究组，专门对此开展研究。GBD研究是一项全面的健康损失研究，目的是捕捉疾病和损伤负担的复杂模式；根据年龄、性别、地区及不同的时间点来定量包含死亡、残疾、发病、生活质量下降及疾病造成的经济损失等内容，概括起来主要包括健康和寿命损失、经济损失以及除此之外的其他损失。

GBD数据库中包含包括所有GBD病种、风险、病因学、损伤、自然损伤和后遗症综合征；衡量全球疾病负担的指标包括：死亡（deaths）、寿命损失（YLLs）、残疾寿命（YLDs）、残疾调整寿命（DALYs）、患病率、发病率、预期寿命、死亡概率、健康预期寿命（HALE）、产妇死亡率（MMR）和总暴露值（SEV）。

GBD数据库也是灾难流行病学研究的数据来源之一，可通过在GBD官网（https://ghdx.healthdata.org/）进行数据提取和下载。其中，GBD数据库的数据提取方法与流程包括：①根据研究目的，查询数据；②过滤结果；③保存和下载结果；④在数据管理软件中（如Excel）中进行整理；⑤根据研究目的和内容，选择合适的统计分析方法，继续分析。

（3）Our World in Data：一般译为用数据看世界，它是由英国牛津大学的勒泽尔投入时间研究各国数十年来有关人类生活水平的数据而创办的网站，这些数据可以显示世界各地的生活条件是如何潜移默化地改变，以及对未来有什么影响。

用数据看世界广泛涵盖了许多学科，主要包括卫生、食品、收入增长和分配、暴力、政治、战争、文化、能源、教育、环境等，并进行了趋势分析和可视化呈现，其也是灾难流行病学研究资料重要来源。

3. 灾难医学数据库　灾难医学数据库是为开展灾难流行病学研究构建的数据库，它整合了相关数据资源，能够为灾难应急救治提供参考。灾难事件所导致的人体创伤和疾病的流行是其危害的重要方面，因此，创伤相关研究也是灾难流行病学的重要内容。另外，随着灾难流行病学研究范围的不断拓展，更多的相关数据库开始涌现，如创伤数据库、院外心搏骤停（out-of-hospital cardiac arrest，OHCA）数据库的范围。其中本书在此列举了部分国内外相关数据库的相关信息（表6-2，表6-3）。

表 6-2　部分国内外创伤数据库

序号	数据库名称	国家或地区	组织者
1	儿童医院损伤研究与预防项目数据库［Children's Hospital Injury Research and Prevention Project（CHIRPP）database］	美国	纽约水牛城儿童医院
2	儿童外科数据库（Peditrie Surgery Database of the Royal Victoria Hospital）	加拿大	皇家维多利亚医院
3	残疾和康复国立研究所创伤性脑损伤数据库（National Institute for Disability and Rehabilitation Research TBI Model Systems Database）	美国	底特律密歇根康复研究所
4	休斯敦贝勒医学院神经外科数据库（Neurosurgical Database of Department of Surgery, Baylor College of Medicine，Houston）	美国	休斯敦贝勒医学院
5	科罗拉多州创伤性脑损伤数据库（Colorado Traumatic Brain Injury Database）	美国	科罗拉多州
6	泌尿生殖器创伤数据库（Genitourinary Trauma Database）	美国	德克萨斯大学西南医学中心
7	宾夕法尼亚创伤结局研究数据库（Pennsylvania Trauma Outcome Study Database）	美国	宾夕法尼亚
8	陆军损伤和健康结局数据库（Total Army Injury and Health Outcomes Database, TAIHOD）	美国	—
9	武装部队创伤康复结果研究（Armed Services Trauma Rehabilitation Outcome Study, ADVANCE）	英国	军事康复学术部（ADMR, Stanford Hall）、伦敦帝国理工学院和伦敦国王学院
10	德国创伤登记中心	德国	—
11	英国创伤登记中心	英国	—
12	国家创伤数据库（National Trauma Database, NTDB）	美国	美国外科学会
13	国家儿科创伤登记数据库（National Pediatric Trauma Registry Database, NPTR）	美国	—
14	严重创伤结局研究数据库（Major Trauma Outcome Study, MTOS）	美国	创伤医师协会（COT）
15	中国道路交通事故数据库	中国	公安部

续表

序号	数据库名称	国家或地区	组织者
16	全军医院病例首页数据库	中国	—
17	重庆市交通事故伤数据库	中国	重庆市
18	华西重伤数据库	中国	华西医院
19	地区性铁路道路事故伤数据库	中国	兰州铁西医院
20	全国创伤数据库	中国	华西医院、全军/重庆市交通医学研究所、重庆急救中心

表 6-3　部分 OHCA 数据库

序号	数据库名称	国家或地区	组织者
1	心搏骤停提高存活率登记（Cardiac Arrest Registry to Enhance Survival，CARES）	美国	埃默里大学急救中心与疾病控制中心
2	复苏结局联盟（Resuscitation Outcomes Consortium，ROC）	北美 11 个地区	北美的 11 个地区
3	欧洲心搏骤停登记处（European Registry of Cardiac Arrest，EuReCa）	瑞典、比利时、西班牙、德国及荷兰	欧洲复苏委员会
4	泛亚洲复苏结局登记处（Pan-Asian Resuscitation Outcomes Registry，PAROS）	亚洲地区 7 个国家和地区	—
5	澳大利亚复苏结局联盟（the Australian Resuscitation Outcome Consortium，Aus-ROC）	澳大利亚	国家健康和医学研究委员会
6	海南省 CPR Utstein 注册登记表	中国	海南省 13 所综合医院
7	"中国人群心搏骤停发病率、病死率及危险因素调查"专项调查	中国	山东大学齐鲁医院牵头，联合院内急诊、院前急救、心血管领域、中国 CDC
8	深圳市宝安区心搏骤停患者登记表	中国	深圳市宝安区

第二节　常用收集方法

在灾难流行病学研究设计中，不仅要确定资料的来源，还需要确定资料的收集途径和方法。收集资料的方法一旦确定，就不能更改，须在整个研究过程中保持一致，以保证研究资料的同质性。资料收集方法的选择对于获取系统而全面的信息至关重要。

一、问卷调查法

问卷的设计要紧扣研究目的，并与研究主题一致，以得到准确的信息和可靠的结果。问卷法是现代调查研究中最常用的资料收集方法，也是高效率的一种调查方法。由于灾难流行病学研究收集的资料大多是过去发生的信息，详细的询问调查是获取信息的重要方法之一。现行问卷调查法分类方式多种多样，根据受试者填写问卷的不同形式可以分为个别访谈、自填问卷和替代应答三种方法。

1. 个别访谈　个别访谈可以收集既往暴露和当前暴露的信息，但会存在偏倚。一是由于多有漏报，容易发生回忆偏倚。二是，可能对社会认同的行为虚报。三是可能夸大暴露，会将发生在研究时间外的暴露说成是研究时间内的暴露。

个别访谈的优点在于可减少对问题含义的误解，最大限度收集有用信息，收集的信息也较自填问卷收集的信息更复杂、更详细，涵盖的信息内容更多；缺点是成本较高，特别是研究对象居住分散的情况下，往往难以要求调查员迅速完成大量访谈。此外，还可能会发生调查员偏倚，在询问吸烟、饮酒、运动、性行为时更是如此。

（1）面对面访谈：面对面访谈是指调查员按照抽样方案中的要求，到抽选中的家庭或单位，按事先规定的方法选取适当的被访者，再依照问卷或调查提纲进行面对面的直接访问。该方法的优点是应答率高，成本相对较低，能够为分发灾难相关的公共卫生信息提供机会，使社区人群看到有人关心灾难对他们的影响，通过视觉效应辅助被访问者进行回忆，以获取更多信息。缺点是与其他方法相比，适用于小样本量和小抽样框架，可能会产生潜在的访谈偏倚。

（2）邮件法：即通过邮件的方式进行问卷调查以收集资料。该方法的优点是成本相对较低，适用于大样本量和大抽样框架，不存在访谈偏倚。缺点是在灾难发生期间，可能会发生邮件服务中断，应答率较低，数据收集较慢（需要时间写信，应答者完成并反馈），不能全面获取被调查人员的信息，存在固有的应答者偏倚。

（3）电话法：指通过电话交谈进行数据收集。该方法的优点是应答率较高，适用于大样本量和大抽样框架，能够获得被访谈者的更多信息，数据收集较快。缺点是在灾难发生期间，可能会发生电话服务障碍，成本相对较高，存在固有的分布偏倚，可能会出现访谈偏倚。

（4）网络法：即通过网络发放并收集问卷以收集灾难相关数据。该方法的优点是成本较低，适用于大样本量，没有访谈偏倚，数据收集较快。缺点是在灾难发生期间，网络服务可能会出现障碍，问卷宣传及发放困难，应答率低，存在固有的分布偏倚。

2．自填问卷　对于面对面访谈收集的信息，采用自填问卷法一般也能收集到。自填问卷的优点是节省成本和人力，对敏感性问题能获得较真实的回答，可降低访谈者偏倚。此外，对于敏感性和社会不认同的问题也较容易得到应答。但是，对开放性问题的回答通常较不完整，被调查者容易选择默认（即同意问卷中的建议），在所提供的一系列答案中选择两端的答案（第一项或最后一项）；对态度问题也易回避（选择"不知道"或"不答"）。

自应答率随研究对象的不同而不同，一般受教育程度高者的应答率较高。除此之外，通过网络计算机进行自填问卷具有面对面访谈和自填问卷两者的优点，可避免一定的局限性。

自填问卷比较适合简短且引人注目的题目、非开放式问题、没有复杂分支的问题、没有试探性的问题、不需严格按顺序回答的问题；适于在专业人员或其他受过教育者中开展；应使应答者有足够时间回答问题、查找记录或请教别人。

3．替代应答　研究对象因某种原因（死亡、痴呆、昏迷等）无法提供所需暴露信息时，常使用替代应答方法，尤其是在将死亡病例作为研究对象的病例-对照研究中时，唯一可供选择的是替代应答者，由替代应答者直接提供信息或由替代应答者根据所提供的记录（出生或死亡记录上的暴露资料）描述研究对象的有关信息。替代应答资料多数来自死者或重病者的至亲、儿童的家长（父母）或监护人，但替代应答所获取的信息与本人自我报告信息存在同样的偏倚。

二、德尔菲法

1. 德尔菲（Delphi）法的定义 德尔菲法又被称为专家评分法或专家咨询法，是采用"背对背"的通信方式征询专家小组成员的预测意见，经过几轮征询，使专家小组的预测意见趋于集中，最后做出符合事物未来发展趋势的预测结论，被广泛地应用于商业、军事、教育、卫生保健等领域。

2. 德尔菲法的步骤 应用德尔菲法进行研究时，首先要确定调查目的，拟订要求专家回答问题的详细提纲，并同时向专家提供有关背景材料，包括预测目的、期限、调查表填写方法及其他希望、要求等说明。然后是确定专家的名单，这一环节是德尔菲法成败的关键。在德尔菲法中，拟选择的专家一般是在该领域从事 10 年以上技术工作的专业人员，人数在 15～50 人。之后进行轮回过程。经典的德尔菲法为 4 轮，如今改良后的德尔菲法多为 2～4轮。其中，第 1 轮为开放式的，由组织者发给专家的第 1 轮调查表不带任何框框，只提出预测问题，请专家围绕预测问题提出预测事件。组织者汇总整理专家调查表，归并同类事件，排除次要事件，用准确术语提出一个预测事件一览表，作为第 2 轮的调查表发给专家。第 2 轮为评价式，专家对调查表所列的每个事件做出评价。如说明事件发生的时间、争论问题和事件或迟或早发生的理由。组织者统计处理第 2 轮专家意见，整理出第 3 张调查表。第3 张调查表包括事件、事件发生的中位数和上下 4 分点，以及事件发生时间在 4 分点外侧的理由。第 3 轮为重审式，组织者发放第 3 张调查表，请专家重审争论，对上下 4 分点外的对立意见作一个评价，并给出自己新的评价，如果修正自己的观点，也应叙述改变理由。组织者回收专家们的新评论和新争论，与第 2 步类似的统计中位数和上下 4 分点。总结专家观点，形成第4 张调查表，其重点在争论双方的意见。复核式的第 4 轮调研，发放第 4 张调查表，专家再次评价和权衡，做出新的预测。是否要求做出新的论证与评价，取决于组织者的要求。回收第 4 张调查表，计算每个事件的中位数和上下 4 分点，归纳总结各种意见的理由以及争论点。另外，只要专家意见趋向一致，便可结束咨询，不必一律采用 4 轮的模式。最后是对研究结果进行统计分析。应用常规的统计分析方法，首先对专家的性别、年龄、职务、专业及从事专业的年限等个人特征进行描述性分析，以了解专家的基本情况，便于说明参加该项目评估、预测专家的水平与结果的可信和可靠程度的联系。接下来主要统计专家的积极系数、专家意见的集中程度、专家意见的协调程度几个参数、专家的权威程度。专家的积极系数即专家征询表的回收率，说明专家对该研究项目的关心程度，一般不能低于 50%。专家意见的集中程度包括均数、满分频率、等级总和。专家意见的协调程度是一项重要的指标，通过计算可以判断专家对每项指标的评价是否存在较大的分歧，或找出高度协调的专家和持异端意见的专家。专家的权威程度对评价的可靠性有很大的影响。除此之外，德尔菲法还涉及信度和效度以及一致性的检验。

三、查阅记录法

1．记录的种类　记录是指非专门为灾难流行病学研究目的而记录的资料。灾难流行病学研究有用的资料包括住院和门 / 急诊患者的病历、药品购买记录、出生证明、死亡证明和灾难事件记录等，包括纸质或电子信息化资料。

灾难流行病学研究中，通过记录获取信息时，一般部分或全部资料收集工作已完成。为了解资料的准确性，研究人员必须熟悉已有资料的记录过程，了解各种记录的局限性。此外，记录通常是由许多记录员完成的，他们大多没有接受统一的培训，因此，记录易发生多种误差，如报告错误、信息录入错误等。

2．记录法的优缺点　记录法的研究成本相对较低，研究所需时间较少，其准确性也高于个别访谈获得的资料。根据记录的既往暴露，有时可估计其后的暴露，记录降低暴露回忆偏倚或研究对象因缺乏暴露知识而导致的报告误差。如医学记录上的病情、X 线诊断、药物处方信息较访谈或问卷调查获得的信息更准确，但医学记录也会有误差。另外，记录法的应答率高，如，出生证明、死亡证明可提供某个人群几乎完整的资料。

目前评价记录资料可靠性和真实性的研究还很少。

3．记录法的质量控制　资料摘录前应设计一张清楚且易于使用的摘录表，制定详细的信息摘录方法，并对该方法进行预试验，信息摘录员应经过统一培训。

记录法收集资料过程中的质量控制包括对每位摘录员摘录的资料，抽一定比例进行重新摘录，找出不可靠的材料。定期举行工作人员会议，讨论摘录和编码问题。所有表格均应由一名研究人员进行编辑加工。除了这些消除误差的一般措施外，特别应注意下述误差来源：如记录未完全覆盖所需测量的时段（如门诊患者记录只有就诊一段时间的内容），缺失暴露或协变量的信息，在记录中缺乏统一的信息顺序，同一记录内或不同记录间信息的不一致性或不确定性。另外，患者可能去多个诊所就诊、在多个药房取药，而研究人员可能未与所有医生和药房接触。病例和对照应根据他们记录中发病开始日期以及就诊时间长短匹配或分层，以减少由此造成的偏倚。最后，某些记录可能丢失而不再存在，或因其他原因缺乏某些信息。记录中常缺少研究人员感兴趣的信息，如病历中的药物处方、个人信息及危险因素等。还有一种倾向就是常忽略阴性结果，因回答阴性而未记录。

应注意的是，记录提供的只是主要暴露信息，许多潜在混杂因素信息可能没有记录，或记录不够详细，所以无法完全控制混杂变量的效应。

有时缺失的信息可能与所研究的疾病或暴露有关。选择适当的参照日期可减少病例和对照的暴露记录差异。

补充收集资料是解决资料缺失的一种办法。有些暴露信息可通过查阅记录获得，另一些暴露资料可通过与研究对象、医生和亲属的访谈获得。但操作时应谨慎，病例和对照之间缺失资料比例的差异可导致各组之间暴露测量差异，从而造成有差异的暴露测量错误分类，摘录记录时另一常见误差是摘录员遗漏。

记录信息的编码也可能存在问题。研究人员对记录中的每项资料都应确认，凡记录中未提到的就是没有暴露或作缺失资料处理。

四、日记法

1. 日记的种类　日记是指研究对象所保存的有关暴露情况的详细的前瞻性记录。这种方法曾被用于测量体育锻炼、吸烟、饮酒及其他常见暴露。健康日记可用于记录症状、一般疾病、用药以及医疗情况。日记常为开放式的，但也可为封闭式的或部分封闭式的，如，记录体育锻炼类型、频率。开放式日记所记录的暴露类型更准确，封闭式日记可减少编码工作量。

2. 日记法的优缺点　日记是测量个体目前行为的高度准确的方法，它不依赖于记忆。特别是前瞻性记录可消除遗漏，易收集很快遗忘的事件。其优点是收集的暴露较问卷详细，及研究对象不需归纳自己的行为类型。

缺点是只能测量目前暴露，与其他方法相比，需要研究对象花费更多的时间和更高的技能。研究对象需有基本测量和记录的能力，为此需对研究对象进行培训。由于这些局限性，使其难以征集有代表性样本以获得较高应答率。另一缺点是信息加工过程太复杂，如，饮食日记中的每项食品必须用数字编码，食物的可食部分必须标准化，需要有计算机程序及数据库将各种食品转换成营养素。因此编码过程较长，需要对研究对象进行培训，并对研究对象进行监测，所以该法的成本较高。在灾难流行病学研究中，日记法使用十分有限，其主要用于比较问卷调查法和其他方法的真实性。

3. 日记法的质量控制　日记较问卷信息更准确，但仍有一定误差。为提高日记法测量暴露的真实性，可采用如下质量控制措施：编制研究使用手册、进行预试验、对资料收集进行监测。此外，还须考虑日记法特有的误差来源，并采取相应的控制措施。

（1）日记记录时间的选择：虽然日记只能直接测量几天或几周的暴露，但实际上常希望能反映研究对象更长时间的暴露。因此，某天的日记可十分准确地反映一天的暴露，但测量的真实性取决于一天记的日记是否能反映较长一段时间的真正暴露，例如前一年的暴露。日记应有足够长的时间说明每天、每周和每季之间的暴露变异。如果所记录的活动在不同季节之间、工作日和休息日之间有变化，则在不同时段都需要记录。

（2）反应性：保持记日记习惯可能使行为改变，这又称为反应性（reactivity），即在记日记过程中可能改变所测量的行为。持续记日记可使研究对象对其行为更敏感，从而使其行为向社会认同或健康自觉性方面转变。在培训研究对象时，讨论反应性问题可减少上述误差。应告诉研究对象为了记录的科学性，评估其通常的行为是重要的。在现场直接观察中，因研究对象已适应观察者，反应性会随时间延长而消减。

（3）研究对象本人作为资料收集者所造成的误差：如日记测量暴露，原始资料的收集者就是研究对象本身。由于欺骗（漏报一些社会不认同的行为）、缺乏对记录技术的了解、缺乏积极性，研究对象记录的信息可能不准确。这时应采用一些减小误差的质量控制方法，应对研究对象本人进行相应的培训，监测资料收集过程，检查研究对象送来的日记有无记录不清或遗漏处，长期记日记者应定期进行检查等。

（4）编码误差：开放性日记中，记录需要大量详细编码的信息，例如开放性膳食日记涉及成千上万种与营养素有关的食物编码，需要专门的质量控制。对编码者进行培训和定期监测，编码者认真负责，熟知暴露相关知识，编码手册必要时应及时更新。

五、现场观察

1．现场观察的定义　观察就是以视觉为主的资料收集方法。通过现场观察能为进一步探究该地的灾难风险关键性问题收集资料，以便按照实际决定下一步工作方案，采取相应措施。根据观察者的角色，实地观察可分为参与观察和非参与观察。根据观察的内容和要求，实地观察可分为有结构观察和无结构观察。

研究者亲临现场进行直接观察，记录，有时甚至还需采样分析等。该法只适用于测量目前暴露和个体的一些特征，如农村饮用水源与厕所的距离、水井井壁的渗漏情况、眼睛虹膜颜色、头发颜色、食品加工操作过程等，或更客观地与一系列标准进行比较。

2．现场观察的优缺点　通过现场观察收集资料，可很详细地观察，也较为客观，但适用于目前存在的、经常性的和影响较小的行为，并且适用于一组高度选择性的对象。此外，现场观察要求观察者进行培训；相比其他方法，现场观察法费时、成本高。

3．现场观察的质量控制　现场观察的偏倚来源包括抽样时间不当、事件太多而无法准确记录、观察者疲劳使记录离题。对于现场观察所带来的偏倚，应从以下几个方面加以控制：

（1）根据文献查阅，并结合抽样地区的实际情况（如灾难的经历时间、抽样地区的政策和措施实施情况等）选择抽样时间、地点和人群；

（2）选择合适的观察指标；

（3）在研究前，要对观察人员进行统一培训；

（4）观察期间要使观察人员适当放松，以防止疲劳，导致观察质量下降。

六、文献分析法

1．文献分析法的定义　文献分析法是指通过对收集到的某方面的文献资料进行研究，以探明研究对象的性质和状况，并从中引出自己观点的分析方法。它能帮助调查研究者形成关于研究对象的一般印象，有利于对研究对象作历史的动态把握，还可研究已不可能接近的研究对象，如早已去世的人。

文献分析法的主要内容包括：对查到的有关档案资料进行分析研究；对

搜集来的有关个人的日记、笔记、传记进行分析研究；对收集到的公开出版的书籍、刊物等资料进行分析研究。

2．文献分析法的分类

（1）非结构式定性研究法：通过分析研究文献来探索事物之间的逻辑关系，而不是数量关系。

1）特点：不太注意文献资料的数量特征和完整程度；要求研究者有较高的理解能力和研究水平；主要注重个人文献、个案分析；在某种意义上类似于观察法，叙述上自然亲切、要求的样本数相对较小。

2）目的：总结归纳某研究因素在疾病发生、发展中的作用，如内源性多肽类在颅脑创伤中的作用。

（2）结构式定量研究：又称内容分析法，通过自然科学的研究方法对文献内容进行客观而有系统的量化分析，并加以描述性分析。

1）特点

①明显性：通过分析直接、明显的内容去研究间接、隐性的内容（动机、态度和观念等）；

②客观性：按预定的分析类别而不是主观评价去判断和记录文献内的客观事实；

③系统性：内容分析过程按照较为统一、标准的格式、程序和方法进行；

④计量化：内容分析的结果可以用简洁、明了的数字或数学关系表示。

2）目的与应用：结构式定量研究可将用语言表示的文献转化为用数量表示的资料，并以使用正式假设、科学抽取大型样本和用计算机等现代统计技术来分析。常用于趋势分析、比较分析和意向分析。

（3）文献计量分析：是以文献的外部特征为研究对象的量化分析方法，即利用研究性论文发表的规律，以数理统计等定量研究方法为基础，客观评价不同国家、地区、科研机构或著者对某一领域的研究现状与发展历程。如通过对已发表的文献进行计量分析，然后探究灾难流行病学的研究趋势和热点问题。

3．文献分析法的优缺点　　优点是分析成本较低，工作效率高；能够为进一步工作分析提供基础资料、信息。缺点是收集到的信息不够全面，尤其是小型灾难和偏远地区往往无法收集到有效、及时的信息；要与其他分析方法结合起来使用。

七、实验法

实验法也是灾难流行病学研究资料收集的一种重要方法。在实验研究中，研究者根据研究目的，按照预先确定的研究方案，将来自同一总体的研究对象随机分配到实验组和对照组，对实验组人为给予某种处理因素，对照组不给予该因素，然后追踪观察处理因素的作用结果，比较和分析两组人群的结局，从而判断处理因素的效果。在过程中，需控制实验条件，排除非实验因素的干扰，并且需要填写实验记录表，全程记录实验结果及相关信息。

根据研究目的和研究对象的不同，实验可分为临床试验、现场试验和社区试验。临床试验是随机对照试验或随机临床试验（rerandomized controlled trial，randomized clinical trial，RCT）的简称，是将临床患者随机分为试验组与对照组，试验组给予某临床干预措施，对照组不给予该措施，通过比较各组效应的差异，判断临床干预措施效果的一种前瞻性研究。现场试验（field trail）又叫人群预防试验（prevention trial），是以尚未患病的人作为研究对象。它和临床试验都是以个体为单位进行实验分组和施加干预措施，而社区试验（community trial）是以人群为整体进行试验观察，常用于灾难救援工作中对某种预防措施或方法的评估。试验通常需要设计专门的病例报告表，全面系统地收集相关资料。

实验法在研究对象进行随机分组之前会排除一部分人群，如拒绝参加试验者、对干预措施有禁忌者、可能失访者等。排除对研究结果的内部真实性不会产生影响，但可能会影响研究结果的外推，被排除的研究对象越多，结果的推广面越小。因此，从评估潜在受试者到真正随机分组研究对象的过程中，被排除者及其排除原因相关资料也需要整理。研究对象除了在随机分组前有排除外，还可能在随机分组后由于不合格（不符合纳入标准、一次干预措施也未接受、没有任何相关数据）、缺乏依从性、失访等原因从实验组或对照组退出。这种情况会造成原定的样本量不足，使研究功效降低，产生偏倚。因此，这部分数据也需要详细记录和整理，对其进行相应的分析，以提高研究结果的可靠性。

实验过程中应制定统一的措施、方法与标准，这种措施、方法和标准应体现在受试对象纳入、排除时，也应该体现在对结果的评判上。此外，检查人员应经过校正试验，合格上岗。

八、信息采集技术

信息采集技术主要依赖于计算机网络技术，传统的方法包括半信息化采集方法和信息化采集方法。半信息化采集方法需要人工参与完成，如人工填写电子表格，利用电子邮箱报告数据等。信息化采集方法一般是卫生系统或者相关部门建立的信息系统或者平台，如疾病监测信息报告管理系统、120急救中心的紧急服务系统和医院的电子病历系统等。

九、其他方法

此外，还有一些其他的灾难流行病学研究的资料收集方法，如访谈法、经验总结法、现场检测法和个案研究法等。访谈法不仅可以作为定量研究方法如抽样调查和实验法的一种必要补充，其相对于其他的定性研究方法也具有自身的优点。与观察法一样，访谈法也是直接调查的方法，但它的基本特点是用口头交谈的方式收集资料，因此它在调查中更注重访谈员与访谈对象之间的互动。访谈员基于特定的调查任务，通过与访谈对象口头交谈的方式直接获取信息的调查方法。根据访谈进程的标准化程度，可将它分为结构型访谈和非结构型访谈。

经验总结法是通过对实践活动中的具体情况，进行归纳与分析使之系统化、理论化，上升为经验的一种方法。灾难事件发生后，及时对灾难的情况、预防和控制措施，干预措施的效果评估并加以总结，是非常重要的一个环节，应在此基础上进行归纳、分析，从而为应急预案的制定提供依据。现场检测法指对灾难环境进行采样和勘查，对人群进行采样和检测。个案研究法广泛应用于社会科学，允许对一种情况进行全面的调查和透彻的分析说明。

第三节 资料整理

资料整理是根据调查研究的目的，运用科学的方法，对调查所获得的资料进行审查、检验、分类、汇总等初步加工，使之系统化和条理化，并以集中、简明的方式反映调查对象总体情况的过程。资料整理是资料研究的重要基础，因此，保证数据的质量是获取真实可靠结论的前提。为此，在进行数据收集时，调查员应经过统一培训，做到记录正确、完整，便于计算机录入；录入数据时，应认真复核，对缺失数据设法补齐，对明显错误的数据进行修正或剔除。然后进行数据录入，尽可能保证数据录入质量。资料整理主要分为资料核查与整理、资料管理与分析数据集划分和资料分析前的准备等内容。

一、资料核查与整理

1. 资料核查　数据调查结束时，应先对记录和调查表进行目测检查，主要从以下几个方面入手：①专业与统计学方面：检查是否有缺项、差错、异常值，如性别、指标参数，是否存在记录错误等问题；②范围检查：如调查髋部骨折，看表中是否有非髋部骨折患者，为减少漏查，一般应答率要求在 95% 以上；③逻辑检查：如用身份证号或者出生日期核对年龄。

在核查时，还需注意以下几个问题：①记录的项目必须是研究的必要内容，确保必要项目无遗漏、设置项目无冗余。在此之前，一般先进行预调查和预分析，以验证所收集的资料是否合理；②各项目定义无歧义，答案清楚明晰。如，调查籍贯时，应明确调查的是"出生地"，还是"祖籍是哪里人"；③项目设置尽可能选用闭合式问题（如是非题、选择题），少用开放式问题；④数量变量指标记录采用阿拉伯数字，小数点及计量单位都应标注清楚；非数量指标也应标注相关统计规定，如"饮酒量"应标注"g/d"；⑤用计算机整理、分析资料时，首先要对数据进行全面核查，若数据为数值变量则直接输入；若为非数值变量，则需要按性质或特征进行量化赋值（如性别，男为 1，女为 2）；必要时，需对量化过程加以说明；⑥对已做调查但无确切数据的情况，应按事先规定填写，不宜用空格表示；⑦注意数据的精度和有效数字，如体重以 kg 为单位，一般精确到小数点后第 2 位；小数点后的位数可按"4 舍 6 入 5 奇进"处理，如，4.75 中 5 前是奇数，则取 4.8；4.85 中 5 前是偶数，则取 4.8；⑧记录、调查表应尽量用不褪色的笔填写清晰、工整，以利于原始数据资料的长期保存。

2. 资料整理　资料的整理包括两种形式，分别为手工整理和计算机整理，目前应用较为广泛的为计算机整理。

资料整理的第一步是识别资料性质与设计类型。之后，设计一整套整理表（如频数表、交叉表），并计算表内的相关数据，整理表格。必要时可进行数据转换，如将数值变量转化为等级资料；对性别、文化程度等分类变量实施量化赋值等，为进一步统计分析做准备。

目前，数据的手工整理大多已被计算机电子化整理所取代。计算机整理工作往往与统计分析同步进行，但数据转换、指标数量化需在分析前完成。

二、资料管理与分析数据集划分

1. 资料管理　当前灾难流行病学研究资料的数据管理多用计算机完成，通过建立数据库进行无纸化数据管理，常用的数据库管理软件有 Access、Excel、EpiData 等。

建立数据库首先要构建数据库结构，统一定义字段及属性。字段又称为变量，反映了研究对象的某种共同属性，如患者年龄、性别、身高、体重、血压等。定义字段包括确定字段名、字段属性（如字符型或数字型等）与字段大小。结构建好后，就可以开始录入数据。通常将一个研究对象的所有字段信息称为一个记录，多个记录就构成了一个数据库。数据经过核查无误后，即可实施统计分析。建好的数据库可用光盘、移动硬盘等贮存，便于汇总交流、查询、补充、修改、连接等。对于特别重要的数据文件应打印保存。

数据库的构建过程中，主要涉及以下几个步骤：①利用数据管理系统建立数据文件：数据核查无误后，在相应的数据库管理系统下建立数据文件，其中各项目的变量名、记录与原始表格应尽量保持一致；②数据双录入：两名数据录入人员利用数据结构相同的数据文件，同步独立完成同一批数据的录入；③录入数据比对：用计算机对双录入完成的数据进行比较，核对、纠正录入错误；④对录入数据进行核查：包括范围与逻辑方面，以确保数据质量；⑤进一步将数据文件与原始记录、调查表目视核对；⑥数据锁定：经上述处理，统计分析前将最后数据文件进行封存；⑦稽查：若对某些数据的准确性有疑问，则需进一步检查稽查。数据稽查一般随机抽查 10% 病例或对照或观察例数，逐一核对观察值。一般要求主要观察指标不能有错，次要指标错误率控制在 0.3% 以下。若差错率超出允许范围，则要打开已锁定数据文件，重新校验所有数据。

此外，研究数据资料的保留年限有明确规定。如，研究者应保存临床试验资料至试验终止后 5 年。

2．分析数据集（analysis set）划分　分析数据集是指专门用于某项灾难流行病学研究，并且经审核特定的统计分析资料。在研究设计阶段，分析集就应该已被确定，其主要问题为确定研究所纳入分析的人群。灾难流行病学研究的分析集，要求所有观察对象均符合入组标准且随机进入。然而，全部根据试验方案要求，且无失访和无任何缺失数据的数据集，在实际研究中很难获取；对那些违反（偏离、违背）方案的病例或观察对象是否纳入分析，需要慎重考虑。因此，在设计阶段，就应考虑如何减少失访和不依从，同时阐述出现违反方案的具体类型、频数及其处理方法，以及对试验结果的可能影响等。

分析数据集的种类主要包括 4 种，分别为：①意向性分析数据集（intention to treat set，ITS）：不考虑依从性，将所有经随机分组的患者或观察对象全部纳入随访、评价和分析。该法保持了随机化结果，符合随机原则。但在实际操作中有一定的难度，如患者随机后无记录，特别是患者并未接受任何治疗等，很难处理。②全分析数据集（full analysis set，FAS）：指尽可能遵循意向性治疗原则并以合理方式尽量将所有随机病例纳入分析。③符合方案数据集（per protocol set，PPS）：指全分析数据集中与方案高度相符的病例，又称"有效病例"（valid cases）、"效力"（efficacy）样本或"可评价"病例等。在何种情况下将病例排除，应在设计方案中事先予以说明；同时在分析前就应讨论确定数据缺失的处理方式。④安全数据集（safety set）：无论患者是否符合方案，只要患者应用一次所在组的药物，都要纳入安全性分析。这可能适用于某药或疫苗的安全性评价。

三、资料的分析前准备

在统计分析之前，还需要进行一些准备工作。首先是进行数据清洗和整理，并根据实际情况对数据进行赋值与定量化，将数据转换为所需的类型；然后是评估数据质量，识别数据库中的离群值、极端值、缺失值等；最后是结合研究目的，设计统计分析方案，选择恰当的分析方法，以减少统计分析的盲目性。

1．赋值与定量化　资料整理的重要环节就是赋值与定量化。对于数值变量资料（如血压、血糖、血脂等），其本身就为准确值，一般不进行赋值和量化，只是当有缺失值时，才需做相应处理。但有时根据研究的实际情况也会进行赋值和定量化，转化为分类变量。对于分类变量资料，则需要重新赋值。如，对有序多分类资料，可根据实际测量尺度采用等间距或非等间距赋值（如病情严重程度，轻度为1，中度为2，重度为3）。对无序多分类资料，需采用哑变量方法赋值。如，研究中涉及黄种人、白种人、黑种人三个种族，不能直接将黄种人、白种人、黑种人依次赋值为1、2、3。这是因为三个种族并无等级之分，但在赋值后反而人为出现不同级别。对此，可通过设置两个哑变量加以解决，如规定凡是黄种人，哑变量1赋值为1，余为0；凡为白种人，哑变量2赋值为1，余为0；凡为黑种人，哑变量3赋值为1，余为0。哑变量的设置个数为分类个数减1。如，ABO血型包括A、B、AB、O四种类型，需要设置3个哑变量。

2. 数据质量的评价　统计分析前，需从整体上把握数据的基本特征及质量，发现有无极端值、异常值和缺失值等。

（1）极端值（extreme value）、异常值与缺失值（missing value）：极端值又称离群值，是指那些远离大多数测量值的极端数值，要么极大，要么极小。这些值会直接造成结果不稳定，甚至夸大或歪曲结果，得到错误结论。特别是在小样本的研究中，极端值的作用尤为明显。判断极端值是否为异常值，需结合临床或专业知识，异常值常为临床专业知识无法解释的测量值。

缺失值是指因种种原因不能得到观测指标的具体测量值，出现数据缺失。评判研究中数据缺失的影响大小，应视缺失的属性而定。缺失主要分三种，一种为完全随机缺失，缺失与干预类型和结局好坏均无关，缺失的出现是完全随机的；另一种称为随机性缺失，如，随机对照试验中试验组与对照组均可能出现缺失值，缺失比例相近，缺失与临床干预措施无关，若缺失比例不超过10%，对结果影响不大；还有一种则称为非随机性缺失，如干预措施的不良效应过大，造成患者的大量失访，此时试验组与对照组的缺失比例会不同，缺失一旦发现与干预措施有关，会对结果造成较大的影响。

（2）发现与识别极端值、离群值：通常使用统计描述的方法，如定量描述、统计图表等，可清晰揭示数据资料的基本特征与变化趋势，同时结合临床知识，又可以发现、识别其中的极端值、离群值。若根据一般常识与临床病理生理学知识，发现数据资料中极端值不合常理，则应高度重视。如研究中，若患者的收缩压在400mmHg以上，则应视为异常值。又比如，某一个变量的标准差过大或者某些观察值偏离均数 3 倍标准差以上，则说明观察单位间变异较大，应进一步核实，判断是否为异常值。另外，使用统计图表也可直观地发现极端值。

3．统计分析方法的选择　选择合适的统计分析方法，有助于获取可靠的关联关系。在选择统计分析方法时，要根据研究设计、所收集资料的类型选定。对于纵向资料，可选用 Cox 比例风险回归模型等分析方法；对于横断面资料，可用单因素与多因素 Logistic 回归模型进行分析。除此之外，还可根据研究目的，选用多状态模型、潜变量建模等方法。

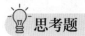 思考题

1. 简述灾难流行病学研究资料的主要来源。
2. 简述灾难流行病学研究资料的收集方法。
3. 简述问卷调查方法的优缺点。

第七章

灾难监测

灾难监测是灾难流行病实践的重要组成部分，通过系统收集灾难期间人群健康相关数据，可辅助制定、完善和评价疾病预防控制及其他公共卫生措施。随着灾难流行病实践的发展，灾难监测内容不断丰富，监测方法也在不断完善。

第一节　概述

一、灾难监测定义

灾难监测（disaster surveillance）指系统地收集、分析和解释与灾难期间人群健康有关的数据，监测人群的伤亡和疾病的状况及其分布，探究人群不良健康影响及其危险因素，为灾难响应和重建阶段的公共卫生措施提供科学依据。基于既往灾难的灾难监测数据，也可为灾难预防和准备阶段提供数据支撑。

二、灾难监测特征

1. 长期性、连续性和系统性　只有长期、连续、系统地收集灾难期间人群健康有关的动态资料，才能及时发现灾难造成的人群伤亡和疾病分布规律及其发展趋势和影响因素的变化。

2. 准确性　信息的准确性是灾难监测的生命。只有对收集的原始资料进行认真核对，科学整理、分析和解释后，才能转化为有价值的信息，为灾难全周期（准备、预防、应对和恢复）的卫生决策提供科学参考。

3. 及时性　一定要及时上报和反馈信息。将监测信息及时反馈给有关部门和人员，是信息在灾难救援中得到应用的基础。疾病监测是手段而不是最终目的，其最终目的是为预防和控制灾难造成的健康影响。

三、灾难监测目的

1. 描述与灾难相关健康的分布特征和变化趋势　通过长期、连续、系统地灾难监测，可全面了解一定地区或一定人群中灾难相关健康事件的分布特征以及变化趋势，从而有助于解决以下问题：

（1）定量评估灾难的严重性，确定面临的主要公共卫生问题。决策者要制定正确的、有针对性的政策、规划或措施，必须掌握灾难相关健康问题分布特征的重要信息，并从中确定当前或今后一段时期需要解决的问题。例如：2018年，某地流感样病例监测数据显示，流感样病例较平常增多，提示已进入流感高峰期。

（2）发现灾难相关健康事件分布中的异常情况，及时调查原因并采取干预措施，有效遏制灾难相关不良健康事件的发展和蔓延。灾难监测有助于发现相关健康事件分布中出现的异常变化，可快速地向卫生机构和相关单位发出预警，及时组织和开展必要的流行病学调查，采取相应的干预措施以控制事态发展。例如，汶川地震中，某重灾区患者监测数据显示，腹泻患者数增加，其主要原因包括饮水、饮食不洁、不洗手或简单洗手、露宿着凉和神经性腹泻等，针对上述原因进行护理指导，并积极开展健康教育工作，有效降低了腹泻进一步发展。

（3）预测灾难相关健康事件的发展趋势，正确估计卫生服务需求。通过动态的监测和数据分析，有助于预测相关健康事件的发展趋势和规模，从而正确估计未来的卫生服务需求。例如，通过 COVID-19 监测，预测其感染趋势与需接受治疗的患者数，从而估计防治所需人力和物力及相关卫生事业经费的投入，进一步指导资源配置。

（4）研究灾难相关健康事件的影响因素，确定高发时间、高危人群和高危地区。基于灾难监测数据，获得影响疾病发生发展的各种因素，并借此确定识别频发高发时间、脆弱性更高的人群或地区，为制定有针对性的干预措施及合理有效的策略提供科学依据。例如，某地高速公路交通伤监测数据显示，高速公路交通事故高发于青年和中年，节假日、双休日，每天 18：00—24：00、4：00—7：00 为高发时间。

2．评价灾难救援措施的效果

（1）预防与准备：借助灾难监测，可及早地识别灾难的发生，并做出迅速而有效的反应，以降低对人群的健康影响。如针对生物安全相关的疾病暴发，基于症状监测，不仅能及早发现患者，也能密切关注事态发展，防止进一步扩散。

（2）响应与处置：灾难相关健康事件的变化趋势可以为干预策略和措施的调整、效果评价提供最直接和可靠的依据。例如，基于 COVID-19 监测数据，可对防控措施进行及时有效的调整。

（3）恢复和重建：灾难的恢复和重建工作中仍需要继续开展必要的监测活动，如针对灾难相关发病率和死亡率的原因或增加，进行调查和 / 或研究，评估干预措施，基于证据的数据，以辅助决策。

四、灾难监测的分类

1. 常规报告（routine report）和哨点监测（sentinel surveillance） 常规报告是指针对卫生行政部门所规定的疾病或各种灾难相关健康问题进行常规监测报告。常规报告往往主要由基层人员开展工作。报告病种和覆盖范围更广，但漏报率高和监测质量低的情况很难避免。如，我国的法定传染病报告信息系统，明确规定了报告病种，报告范围覆盖全国，主要由法定责任报告机构和报告人执行。再如，我国为评估国家免疫规划项目工作进展，在1998 年建立了全国常规免疫接种率监测报告系统，记录个人免疫状态信息。

哨点监测是为了更清楚地了解灾难相关健康情况的分布及其影响因素，根据被监测疾病的流行特点，与随机抽样的现场调查相结合，选择若干有代表性的地区和 / 或人群，对受灾人群的某些疾病、伤害或死亡进行连续地动态监测。当主动或被动地从所有潜在报告中收集信息不可行时，或当某一研究状况的频数很大，给卫生服务提供者造成很高的报告负担时，可采用哨点监测。哨点监测耗费低、效率高，对于灾难频发地点的早期征象评估和预警显得尤为重要。较典型的哨点监测是针对流感样病例的监测，主要以被选定的医院门诊作为监测哨点，每周上报流感样病例数量。

2. 主动监测（active surveillance）和被动监测（passive surveillance） 主动监测是指根据疾病防控等健康问题的特殊需要，由上级单位专门组织调查收集资料。灾难环境下的发病率监测不仅针对传染病暴发，也针对灾难可能造成的伤害、慢性疾病和精神疾病。收集发病率和流行率数据，计算灾难后的分层发病率，有助于应急管理决策人员制定针对性的干预措施，以合理分配资源。避难所监测是主动监测应用于灾难中的一种形式，它通过临时避难所、流动诊所或其他短期医疗保健中心进行监测。避难所监测可及时、有组织地提供信息，详细说明被安置人群的总体健康状况，并确定潜在的需求。主动监测灾难事件发生后的重点疾病监测、传染病免疫接种率监测、为修正传染病报告监测数据所开展的传染病漏报调查等均属于主动监测范畴。

被动监测是指下级单位常规地向上级机构报告监测资料，上级单位被动地接受。这种监测由于公共卫生当局不主动寻求病例，所需资源较少。被动监测主要是依据相关的法律法规要求而进行，如美国的电子死亡登记系统（Electronic Death Registration System，EDRS），我国的法定传染病报告系统、突发公共卫生事件报告系统等均属于被动监测范畴。但是，在灾难期间，现有的被动监测可转换为主动监测，特别是在正常的监测活动因事故而中断的情况下。

3．症状监测（syndromic surveillance） 症状监测又称为综合征监测或症候群监测，是指通过长期、连续、系统地收集特定临床症候群或与疾病相关现象的发生频率，从而对某类疾病的发生或流行进行早期探查、预警和做出快速反应的监测方法。症状监测尤其适用于一些新发疾病，其病因未明、临床上尚无明确诊断方法来判断病例。流感样病例监测其实质属于症状监测。

五、灾难监测的应用

1．描述与灾难期间人群健康相关事件的分布特征、变化趋势和影响因素。

2．揭示疾病发生谱，可进一步开展一个或多个灾难事件的比较分析。

3．评价灾难事件对人群健康的影响，判断其趋势。

4．论证实施措施和资源的需要，合理地分配资源，制订卫生服务计划。

5．监测预防和控制方法及干预措施的有效性，以减少发病率和死亡率。

6．辨析脆弱性人群、地理区域和高发时间，以便进行干预和指导分析研究。

7．提供资料和基础数据，研究灾难相关疾病的自然史和流行病学，建立假说，为分析性研究提供研究基础。

第二节　灾难监测方法与步骤

一、确定监测目的

实施灾难监测的前提是确定监测目的，应根据所期望解决的问题，明确灾难监测所要达到的目的。确定监测目的时，应考虑研究是为监测受灾人群中伤亡、疾病或需求状况的分布情况，还是探索灾难期间人群相关健康事件的危险因素；是探究灾难对于人群健康造成的直接影响，还是间接影响；是为评估干预措施效果，还是为卫生决策提供参考；是为描述灾难所致危害程度，还是为评价灾难救援的有效性。

尽早确定研究目的，灾难监测的实施过程才能收集到准确和完整的数据。没有明确的目标可能会导致收集到不必要的信息，浪费时间、精力和资源。常见的研究目的包括：

（1）了解在一定时间内受影响人口的健康状况；

（2）评估人群灾难相关健康问题的严重程度；

（3）跟踪健康相关事件的趋势，以便及早发现和控制态势；

（4）确定当前和未来需优先满足的卫生服务需求；

（5）探究灾难相关疾病、伤害和死亡的原因；

（6）描述发病率和死亡率的时间、空间和人群分布；

（7）识别高发时间、脆弱地区和重点人群，优化资源配置；

（8）评价策略和措施的效果；

（9）寻找研究的痛点和难点，为下一步的研究提供基础。

此外，在确定研究目的时，应考虑研究实施时，灾难处于哪个阶段。必要时，应考虑灾难从一个阶段到另一个阶段时，研究目的的调整。例如，在灾难响应阶段，灾难监测的主要目的是降低发病率和死亡率；而在灾难恢复与重建阶段，灾难监测的目标可能是评估实施的策略和措施。

二、明确监测内容

根据监测目的，制定监测内容，包括监测对象、监测范围和监测方案等。

需根据研究目的对调查对象的监测特征（年龄、职业、营养状况等）、地域范围和时间点进行明确规定，并结合实际情况，明确在目标人群中开展调查研究的可行性。明确监测对象的定义非常关键。定义应简单清楚、易于理解，并且适用于灾难环境。一般来说，包括人员、地点和时间的界定。在灾难期间，由于事件的紧急性和资源的有限性，监测对象的选择一般以临床症状、体征及其一般情况作为限制。

监测方案应考虑以下问题：

（1）谁来收集和分析信息？

（2）应该收集哪些数据？

（3）在何处收集资料？

（4）何时或多久收集一次数据？

（5）为什么要收集数据？

确定抽样框架和抽样方法是研究设计并实施的重要步骤。抽样框架包括地理位置、特定人群等详细信息。抽样方法主要包括随机抽样、系统抽样、分层抽样、整群抽样和多阶段抽样，具体抽样方法的确定需根据研究目的来选择，此外还需综合考虑实际调查情况和各种抽样方法的优缺点，以便高效地开展研究，以及获得代表性的研究成果。

三、选择监测方式

开展监测需要建立专门的监测组织，它应具备行政制度和技术条件以及保证运行所需要的经费。监测系统是为了达到特定目标而对某种疾病或某个灾难健康相关问题开展有组织、有计划的监测体系，这些监测体系在实施监测时，可以分别或同时采用以人群为基础、以医院为基础和以实验室为基础的监测方式。此外，还有以案例为基础的监测，以及基于指标和基于事件的监测。

1. 以人群为基础的监测（population-based surveillance） 以人群为基础的监测是指以特定人群为现场开展工作，监测特定灾难相关健康的动态变化。以人群为基础开展的监测，不仅可以是覆盖整个目标人群的常规报告监测，也可为哨点监测，具有良好代表性的监测点监测，能获得比较准确、可靠、及时的资料，其耗费更低、效率更高。

2. 以医院为基础的监测（hospital-based surveillance） 以医院为基础的监测是指以医院为现场、以患者为对象开展工作。法定传染病报告监测系统及药物不良反应的被动监测均属于以医院为基础的监测。

（1）急诊监测：灾难发生期间，大量伤病员被送往急诊，通过监测急诊信息，能够了解受灾难影响人群的健康状况分布，从而采取相应的应急策略，以提高救治效率，减少进一步生命和资源损失。

（2）门诊监测：日常门诊是医疗机构的重要工作职能，通过监测门诊接诊信息，能够了解灾难易发地区和灾难受影响人群的非特异性症状情况。

（3）计费系统监测：医疗系统中的计费系统模块也可获取相关信息，不同类型的疾病采用不同的计费方式，根据 ICD-10 编码可对疾病进行分组，确定灾难导致的主要症候群，并进一步调查该症候群的人群特征。

（4）多系统综合监测：由于系统之间可能存在碎片化的问题，可将医院药品使用信息、患者流量以及医院临床检验数据等多方面的数据，整合到一个完整的复杂症状监测系统，利用数据挖掘技术，进一步获取医院近期的主要疾病流行情况，为及时制定预防和控制疾病的策略提供依据。

3. 以实验室为基础的监测（laboratory-based surveillance） 以实验室为基础的监测主要是指利用实验室方法对病原体或其他致病因素开展监测。例如流感实验室监测系统，所开展的常规流感病毒分离与分型鉴定工作，即为以实验室为基础的流感病毒监测。近年来，在多个国家迅速发展起来的病原体分子分型网络，就是几乎覆盖全球主要国家的，以实验室为基础的病原体监测。

4. 以案例为基础的监测（case-based surveillance） 以案例为基础的监测是指以疾病预防控制系统为主的，联合临床医疗机构和其他健康保健单位，对特殊的个案病例和聚集性病例的监测。统计疾病暴发的事件数通常比统计单个病例更容易使用，尤其对一些有潜在暴发危险，报告质量较差或临床类型多样的疾病更是如此。在我国，突发公共卫生事件监测属于以案例为基础的监测。

5. 基于指标的监测（indicator-based surveillance） 基于指标的监测可以收集到定量数据，如法定传染病报告信息系统、症状监测系统等，可以为传染病暴发或流行预警机制提供定量数据。

（1）药品销售监测：药品销售量也是灾难期间监测数据的重要来源。对于新发传染病，其具有未知性，而感染者早期大多会当作一般常见疾病进行对待，从而自行购买药物进行治疗；对于暴发性疾病，患者也可能自行前往药店购置对症药物进行治疗；对于很多生物安全事件，感染者早期一般出现非特异性的流感样症状时，也多会采取购置常备药品自行治疗。当这种现象具有时空聚集性时，药品销售监测系统就可能检出异常。因此，药店药品销售监测数据是很方便、有意义和及时的信息来源之一，其可为异常情况提供早期预警信号。

（2）学校症状监测：学校属于人口密集单位，存在各种突发事件的诱因。当突发公共卫生事件发生时，将会涉及大量人员。目前国内各地已建立了学校症状监测系统，用于早期疾病监测预警，监测的主要指标有疾病早期症状统计、缺勤及休（退）学统计，以及教学生活环境监测。

6. 动物疾病及死亡监测 地震、洪水、海啸等自然灾害发生后，往往会导致大量的人或动物死亡，疫情暴发的可能性增大。另外，野生动物也是很多新发传染病的宿主或指标，因此对于野生动物疾病监测的重要性也随之增加。

7. 基于事件的监测（event-based surveillance）　基于事件的监测主要是收集来自舆情、媒体及网络检索、新闻分析、国内外通报、公众投诉与举报、健康咨询等方面所报道的事件信息，突发公共卫生事件报告系统就是一种基于事件的监测系统。如电话咨询监测，灾难往往会影响人类的身心健康，当灾难发生后，人们会倾向于寻找一个出口进行自救和疏解心理压力。通过健康电话监测系统，记录咨询者的年龄、性别、家庭住址等个人信息和症候群，可进行定性和定量分析。但目前对报告事件的调查核实方法和程序缺乏统一标准，因此基于事件的监测在大多数国家尚未建立。

四、监测数据的来源与收集

收集数据内容根据研究目的进行筛选，根据不同监测系统的特定目的，系统全面地收集相关监测数据，同时考虑数据的可获得性。在数据收集中要有统一的标准和方法以及规范的工作程序。收集数据的工具可用公认已有的，也可自行编制。收集资料的方法一旦确定，就不能更改，须在整个研究过程中保持一致，以保证研究资料的同质性。资料收集方法的选择对于获取系统而全面的信息至关重要。资料收集过程中要注意研究对象的定义需要明确和统一，且具有权威性。所有参与资料收集的工作人员都需要经过严格统一的培训，保证资料收集方法和标准的一致性，以避免偏倚发生。

灾难监测信息可来自多方面，主要包括：①人口学资料；②人群疾病发病或死亡的资料；③实验室检测的病原学和血清学资料；④危险因素调查资料；⑤干预措施记录资料；⑥专题调查报告；⑦其他有关资料，如气象资料等。数据来源包括基于国家和各省市的疾病报告系统、医院病历、人口普查数据、健康调查等。

五、监测数据管理和分析

数据管理是指对收集到的原始数据认真核对、整理，同时了解其来源和收集方法，以保证数据的完整性和准确性。

数据分析是指利用统计学技术把各种数据转变为有关的指标并加以解释，进而揭示出所监测问题的分布特征、变化规律及趋势、影响因素等。在数据分析过程中，一方面要注意根据数据的性质正确选择统计学方法，对数据进行充分地挖掘和利用；另一方面要考虑各种事件对监测结果的影响，从而对统计分析结果做出正确、合理的解释。

1. 在数据分析前，应仔细检查所获原始资料的完整性和正确性，发现可能存在的错误、遗漏的研究变量取值和其他问题，并采取相应的措施进行处理。

2. 根据卫生统计学和流行病学的专业知识进行原始资料的整理，如划分组别、制定整理表和统计表等。

3. 了解数据类型和数据的分布情况是选择分析方法的基础。大多数监测资料的数据分析方法为描述性分析。经常用到定量资料和定性资料的集中趋势和离散趋势描述。主要涉及的统计学方法有分析方法的 t 检验、Z 检验、方差分析、卡方检验等。比率是在一定时期内将病例数量与其发生的人口规模联系起来的衡量标准。常用的比率有发病率、患病率、死亡率等。

六、监测信息交流、反馈和利用

监测信息可以定期发放。例如，WHO 定期将各方面的监测数据加以整理与分析，编印成《疫情周报》（*Weekly Epidemiological Record*）和多种刊物向世界各地发放。我国由中国 CDC 出版的《疾病监测》，比较及时地反映全国法定报告传染病的发病和死亡情况及疫情动态，并交流各地疾病监测工作的经验。此外，我国已有专门的监测日报、周报、月报、年报制度，专业人员可实时获得，卫生行政部门亦会定期向社会公开。利用互联网来发布信息，是近年来公共卫生监测的新发展。

信息反馈是把监测和干预连接起来的桥梁，监测系统必须建立反馈信息的渠道，使所有应该了解信息的单位和个人都能及时获得，以便迅速对公共卫生问题作出反应。信息反馈分为纵向和横向两个方面，纵向包括向上反馈给卫生行政部门及其领导，向下反馈给下级监测机构及其工作人员；横向包括反馈给有关的医疗卫生机构及其专家，以及反馈给相关社区及其居民。信息反馈的内容及方式应视反馈对象不同而异。

信息的利用是指通过监测获得的信息，可以用来描述公共卫生问题的分布特征、确定流行的存在、预测流行的趋势、评价干预的效果，为开展公共卫生活动提供决策的依据。充分利用监测信息，以及时制定公共卫生策略，采取有效的干预措施是监测的最终目的。

第三节　灾难监测的常用工具

一、灾难相关死亡监测

灾难死亡率是反映灾难严重程度的重要指标，死亡率监测需要明确与灾难有关的死亡，并及时报告与灾难有关的死亡，从而获取准确而全面的信息。确定死亡的主要原因和流行病学特征有助于指导近期和未来的预防策略。本部分列举了部分相关工具和指南，以帮助进行灾难死亡率监测。

1. 确定死亡是否与灾难相关的工具表　一旦发现灾难，确定死亡是否与灾难相关是一个必要的步骤。死亡可能与灾难直接或间接相关，识别和记录所有与灾难相关的死亡是很重要的。灾难造成的直接死亡定义为直接归因于灾难释放能量的死亡，如建筑物倒塌、碎片飞溅或辐射暴露。灾难造成的间接死亡归因于灾难的任何阶段，即事件发生前或准备期间，实际发生期间，或灾难后清理期间的事件后，不安全或不健康事件导致的死亡。

2017 年，美国 CDC 发布了自然、人为或化学 / 放射性灾难中死亡证明的参考指南，该参考指南包括一份流程图，用于确定死亡与灾难的相关性，以供现场使用。具体的步骤包括：

（1）考虑死亡是否发生在灾难期间。可参考使用当地气象局或应急管理官方信息和官方警报（如紧急状态、应急管理局声明）等来源。

（2）如果对（1）的回答是肯定的，进一步探究死亡是否与灾难直接或间接相关。可参考应用证据（死亡现场调查、尸检和实验室监测）。使用"如果不是"原则："如果不是灾难，这个人会死吗？"使用证据来确定死亡是否与灾难相关。

（3）如果对（2）回答肯定的，在死亡证明上记录灾难类型和名称。

2. 死亡现场调查表　美国疾病与预防控制中心制定了各类型灾难导致死亡的现场调查表，如热浪、寒冬、龙卷风、飓风、雷雨、地震 / 滑坡等，各调查表的主要内容介绍如下：

（1）热浪：热浪造成死亡的现场调查表包括：天气状况（过去 72 小时以及发现尸体时，死亡现场的位置是否处于高温、警告或警报之下），是否存在缓解天气状况的设备（如空调、风扇）以及是否被使用过，死亡场所是否停电，以前是否有过热导致的疾病既往史，是否在极端高温下从事户外活动，喝水情况，死者是否无家可归，死者对高温相关警告的认知等。

（2）寒冬：寒冬造成死亡的现场调查表包括：事件前 24 小时天气状况，风暴或事件的名称，死亡现场的位置是否处于紧急状态预警范围，死亡现场的位置是否受到雪、冰或其他冬季天气状况的影响，是否停电，是否使用发电机或其他潜在能产生一氧化碳的设备，是否存在缓解天气状况的设备（如加热器）以及是否被使用，道路状况是否受到冬季天气条件的影响（如果机动车辆发生事故），死者是否无家可归，死者衣物穿着情况，是否参与灾难有关的反应或恢复工作，是否当时参与户外活动等。

（3）龙卷风：龙卷风造成死亡的现场调查表包括：龙卷风强度和其他天气条件（如严重的雷暴、山洪暴发），龙卷风事件的名称，现场位置是否处于龙卷风警戒或预警范围，现场是否是龙卷风躲避场所（如地下室、风暴避难所、或专门建造的龙卷风"安全室"或社区避难所），是否是机动车辆事故（死者故意离开车辆、死者被抛出或吸出车辆、车辆被龙卷风造成的碎片击中），是否参与龙卷风应对工作，现场区域是否有龙卷风警报，死者是否转移到安全位置（如地下室或龙卷风避难所），死者是否试图寻找避难所或逃离龙卷风，死者是否知道龙卷风警戒或警告等。

（4）飓风：飓风造成死亡的现场调查表包括：天气状况和飓风强度，飓风事件的名称，现场位置是否处于飓风警戒或预警范围，现场的位置是否处于疏散命令下，是否发生机动车事故（道路状况是否受到风暴的影响、车辆进入超过警戒屏障的区域、车辆被碎片撞击），是否停电，是否使用发电机或其他潜在能产生一氧化碳的设备，死者是否试图离开飓风路径，是否参与飓风应对工作等。

（5）雷雨/雷电：雷雨/雷电造成死亡的现场调查表包括：天气状况，雷雨或雷电事件的名称，是否遭受雷击，遭受雷击时正在从事的活动（如在室外游泳、在操场上玩耍或徒步旅行），死者是否采取了安全的姿势（如蜷缩成一团，在野餐掩蔽所内），如果机动车辆事故（道路状况是否受到风暴的影响、车辆进入超出警戒屏障的区域、车辆撞上或被碎片撞击、车辆被泥或水冲走），是否参与水边的娱乐活动（如钓鱼、划船、游泳），是否参与雷雨或雷电应对工作，现场的位置是否处于雷雨警戒或警告下范围内，死者是否知道警戒或警告等。

（6）地震：地震造成死亡的现场调查表包括：地震名称，地震震级，描述现场造成的损害，死者是否采取了地震安全的姿势（如卧倒、掩护、抱紧），是否机动车事故（道路状况是否受地震影响、车辆被碎片撞击、车辆被泥土或水冲走），是否参与地震应对工作等。

3. 死亡率监测表 在灾难期间，死亡率监测表应由法医、验尸官、医院、疗养院或殡仪馆填写，记录与灾难相关的每一位死者填写，以确定与灾难相关的死亡人数，并提供基本的死亡率信息。此表格不能取代死亡证明。

死亡率监测表内容可分为三部分：基本信息、死亡信息和死亡原因及环境。

（1）基本信息：基本信息部分收集的信息包括灾难类型、现场设施类型、现场地址和联系人等。

（2）死亡信息：死亡信息部分收集的信息包括：病历号、尸体是否确认、出生日期、年龄、住址、种族、民族、性别、死亡日期、死亡时间、尸体发现时间、尸体发现地点、是否参与救灾工作、尸体发现者等。

（3）死亡原因和环境：死亡原因和环境部分收集的信息包括：死亡机制、死亡原因、死亡情况、表格填写者和时间等。

二、灾难相关发病率监测

灾难期间的发病率监测可以检测潜在的疾病暴发，并跟踪疾病和伤害趋势。在灾难期间，灾民的疾病发生是不可避免的，尤其是传染病。基于灾难监测，可以早期发现疾病和减轻疾病造成的损失。以下工具可帮助进行灾难期间发病率监测。

1. 自然灾害发病率监测表格 自然灾害发病率监测表格包括：调查信息、患者信息、就诊原因三部分。

（1）调查信息：包括调查场所、调查地点和调查时间等。

（2）患者信息：包括病历号、年龄、性别、是否怀孕、患病或受伤原因是否涉及救灾或重建工作的工作（有偿或志愿）等。

（3）就诊原因：包括受伤类型、损伤机制、急性疾病/症状、慢性病恶化、心理健康、药物使用、是否有流感样症状等。

2. 自然灾害发病率监测统计表　自然灾害发病率监测统计表包括五部分：基本信息、调查信息、患者人口学信息、患者就诊信息、患者救治信息五部分。

（1）基本信息：包括灾难名称、监测开始时间、监测结束时间、监测地点、监测避难所名称等。

（2）调查信息：包括覆盖人群的信息等。

（3）患者人口学信息：包括男性人数，女性人数，各年龄段人数（≤ 2岁人数、3 ~ 8 岁人数、19 ~ 64 岁人数、≥ 65 岁人数）等。

（4）患者就诊信息：包括各受伤类型人数、各疾病 / 症状人数、各行为 / 精神健康人数、各慢性病恶化人数、各基本公共卫生服务人数等。

（5）患者救治信息：包括红十字救治人数、各医疗机构救治人数、拒绝救治人数等。

3. 自然灾害发病率监测总结报告表　自然灾害发病率监测总结报告表包括四部分：报告单位信息、报告时间信息、患者基本信息、患者就诊信息四部分。

（1）报告单位信息：包括报告单位名称、所在地区、电话、传真、邮箱等。

（2）报告时间信息：包括开始时间、结束时间和覆盖人口等。

（3）患者基本信息：包括男性人数、女性人数、≤ 1 岁人数、≥ 65 岁人数、怀孕女性人数、转诊到医院的人数等。

（4）患者就诊信息：包括各伤病类型人数、各皮肤病患病人数、各胃肠道疾病患病人数、各孕期疾病人数、各呼吸系统疾病患病人数、各慢性病恶化人数、各精神疾病患病人数、各基本公共卫生服务人数、其他疾病患病人数等。

三、公共卫生监测系统

针对各类突发事件的威胁，建立及时准确、经济高效的监测报告系统，可早期分析和监测疾病暴发过程，减少发病和死亡。本部分就国内外部分常用公共卫生监测系统进行举例介绍。

1．以病例个案报告为基础的单病种或多病种疾病监测系统

（1）美国法定报告疾病监测系统：在传染病病例个案报告的基础上，在其事件代码列表上，逐步将铅中毒、猝死、自杀、中毒综合征、抗生素耐药、头外伤、交通外伤、脊椎外伤等特定事件的病例个案纳入报告范围，成为疾病与事件的综合性监测系统。同时，对炭疽、霍乱、鼠疫、土拉热、布鲁氏杆菌病等生物安全相关的传染病，报告 1 例病例即视为重大疫情，按照警戒事件来处理，实现对特殊疾病暴发事件的监测作用。

（2）美国国防部全球新发传染病监测与反应系统（Global Emerging Infectiou Surveillance and Response System，DoD-GEIs）：是美国国防部于年启动的一个军民共同协作的研究项目。主要的参与单位有美国国家医学研究部门、美国海陆空各大军事医学研究部门、WHO 等其他卫生研究机构。

该项目所要达到的目标是要建立一套有关疾病暴发、人体易感性、危险因素、发病率和死亡率的报告，查明新发传染病的暴发流行情况，对新发传染病暴发所造成危害的评估，监督传染病控制政策实施的效果，优化疾病的治疗方法，加快对于传染病发生后进行流行病学调查和疫情控制的反应时间，向军队卫生人员通报传染病监控信息，提高防病能力的监测系统。

该系统的运行程序是在资料的收集阶段，由海陆空三军的医学监测系统、国防部和陆海军驻海外研究机构，监测各军兵种的传染病流行情况，由华尔特里德研究所将所有信息资料汇总合成分析，建立新发传染病研究数据库，再将信息反馈给各个研究机构，从而对传染病的疫情控制提出指导措施。

（3）我国的法定传染病网络直报系统：2004 年 1 月 1 日，我国正式启动了全国法定传染病网络直报系统，简称网络直报。该系统根据《中华人民共和国传染病防治法》《传染病信息报告管理规范》等，实现了对我国法定传染病个案信息的实时、在线报告和监测（图 7-1）。截止到 2014 年，我国100% 的县级及以上疾病预防控制机构、98% 的县级以上医疗机构、94% 的基层医疗卫生机构实现了网络报告，直报单位总数达 6.8 万余家，日均监测传染病个案 2 万例。通过疫情的实时监控，提高了异常信息的早期探测能力，特别是在传染病疫情防控和处置、重大集会活动保障、自然灾害救灾防病过程中发挥着重要作用。

该系统的最大特点是基于互联网的浏览器 / 服务器（browser/server，B/S）构架，通过对各级用户授权即可对传染病进行网络直报、审核确认、查询分析，并对传染病个案信息进行管理，增加大量疾病特征信息、报告质量信息。

报告重点科室有感染性疾病科、急诊内科、内科、儿科、妇产科、皮肤科、普外科、检验科、放射科。报告范围：甲、乙、丙类和其他重点监测传染病。报告时限：对甲类传染病和按甲类管理的乙类传染病患者、疑似患者和病原携带者以及卫健委规定的不明原因肺炎患者等，应在 2 小时内完成网络直报。对其他乙类、丙类传染病患者、疑似患者，卫健委决定列入乙类、丙类传染病管理的其他传染病患者、疑似患者，应在 24 小时内网络直报。报告方式是利用电话方式报告传染病报告卡，卡片要填写全面、完整、字迹清楚、地址详细、内容准确，不得涂改，不得缺项、漏项。发现甲类传染病或紧急疫情时可先口头报告，以后补报传染病报告卡。

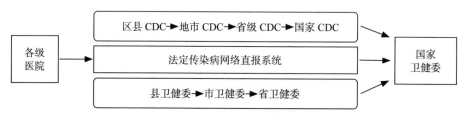

图 7-1　我国法定传染病网络直报系统上报示意图

2．以案例报告为基础的疾病暴发或事件监测系统

（1）全球警报及协调系统（global disaster alert and coordination system，GDACS）：该系统秉持建立在利益互惠和伙伴关系基础之上的应对全球性灾难的信息传播和协调系统这一理念，于 2004 年成立，旨在填补大规模灾难暴发后第一阶段的信息与协调空白，改善灾难信息传播，协调全球救援力量。可监测多种灾难（如地震、海啸、洪水、火山和热带飓风）并做出预警。

借助欧盟委员会联合研究中心（European Commission Joint Research Centre）主管多种灾难影响评估服务，GDACS 在灾难发生后作出灾难预警和影响评估，具体服务项目如下：为国际灾难信息交流制定标准和方针；为世界各地的灾难管理人员提供实时协调平台；虚拟现场行动协调中心，主要承担为受灾国与各国救援人员提供沟通联络平台，为灾难现场各国救援力量提供协调平台，为各国人道主义机构之间合作、协调、信息管理提供平台等职责；协调制作和发布灾难地图与卫星图像。

（2）国家救灾防病报告管理系统：为了确保各级政府和卫生行政部门在发生各种自然灾害时第一时间准确掌握消杀灭药品、器械等物资及救灾防疫人员的迅速支援等的各种信息，提高快速反应和应急处理能力，及早控制传染病的暴发和流行。在卫健委有关部门的领导下，根据《中华人民共和国传染病防治法》的有关规定和国家卫生信息网建设方案要求，综合运用现代计算机技术、网络技术、通信技术，我国建立了"国家救灾防病报告管理系统"。

"国家救灾防病信息报告系统"是基于互联网 B/S 构架的实时网络直报的系统；以灾难事件涉及区域的县级单位为报告基本单位，构建灾难报告平台，包括受灾基本情况、灾区救灾防病情况、灾区疫情情况等内容。然而，由于负责灾难管理的非卫生系统，信息获取困难，各级使用的积极性不高，同时有关灾区传染病疫情信息、突发公共卫生事件信息通常由上述强大"传染病报告信息管理系统"和"突发公共卫生事件信息管理系统"所取代。

该系统适用于国家、省（自治区、直辖市）、地（市、州、盟）、县（市、区、旗）级疾控机构，在用户登录身份认证的前提下由县（区）级直接录入救灾防病信息资料，通过网络逐级认证后上报，上级可进行归并、统计、汇总、资料分析和查询等。

报告内容包括：①灾难基本情况。当灾难发生后，收集灾区灾情、救灾防病能力、寻求援助、疫情隐患等情况，以受灾县、区为单位上报，随着灾情的发展及其有关因素的变化实时上报进度信息。②灾区疫情情况。灾难疫情监测报告的病种根据自然灾害种类而定，由国家卫生行政部门决定，可按日、周、旬等方式，由县级归纳、汇总、上报。③重大传染病疫情。如历年鼠疫、霍乱和肺炭疽疫情监测。

系统功能有灾情报告、灾情报告查询、统计分析、用户管理。灾区疫情报告流程是在自然灾害期间和灾后较长时间内，以受灾县为单位按日、周或旬收集上报灾情的危害程度、灾区的受灾情况、防病能力、疫情隐患等，随着灾情的发展及其有关因素的变化及时上报新的情况。通过对灾区及其有关地区进行与灾难相关传染病疫情的收集、专题汇总、分析与报告，供各级政府和卫生行政部门在救灾防病决策时参考，也为评价灾区防治措施的效果提供科学依据。

（3）突发公共卫生事件报告管理信息系统：1998年，长江、松花江、嫩江全流域发生特大洪灾，全国有29个省级行政单位的2.3亿居民受灾，近2 000万人痛失家园，伤病、失踪、死亡的人数达80多万，估计造成直接经济损失达2 551亿元人民币。灾后评估病情、伤情、疫情等信息报不上来，救灾防病与突发公共卫生事件信息工作缺位。为配套《中华人民共和国突发公共卫生事件应急条例》的实施，卫生部于2004年1月推出了"突发公共卫生事件信息管理系统"。

　　该系统的最大特点是：①以事件为基本单位进行管理，通过初次进程或多次进程、结案等报告方式对事件发生、发展与控制等全过程进行管理；②监测内容超出传染病类事件，包括传染病事件（甲、乙、丙与其他非法定传染病）、突发中毒事件（食物中毒、急性职业中毒、其他中毒）、环境因素事件（空气污染、水污染、土壤污染）、群体性不明原因疾病、预防接种与服药事件（群体性预防接种反应、群体预防性服药反应）、医源性感染事件、放射事件（放射事故、其他放射事件）、高温中暑事件和其他公共卫生事件等9类；③事件数据体量大结构复杂，既有结构化数据又有非结构化数据（含文本、视频、语音格式信息）；④基于互联网的B/S构架，通过对医疗卫生机构和各级用户的授权，即可实现对事件进行实时网络直报、审核确认、查询分析，使信息沟通时效高，基本信息可通过"互联网+"短信平台自动发送到指定手机。系统报告原则是依法报告、统一规范、属地管理、准确及时、分级分类的原则。报告主体为各级各类医疗卫生机构，负责报告发现的突发公共卫生事件相关信息。各级卫生行政部门负责对突发公共卫生事件相关信息报告工作进行监督和管理，根据《国家突发公共卫生事件应急预案》要求，组织人员对本规范规定报告的突发公共卫生事件进行核实、确认和分级。其次，职业病预防控制机构、疾病预防控制机构、卫生监督机构或其他专业防治机构负责核实辖区内突发公共卫生事件相关信息。

3．以病例主诉报告为基础的症状监测系统

（1）美国的流感监测系统：是美国CDC与许多合作伙伴，包括国家和地方的卫生部门、公共卫生和临床实验室、人口动态统计办公室、医疗卫生服务提供者、门诊部和应急部门等相互协作、共同努力的产物。

　　监测内容包括病毒学监测、死亡率监测、住院病例监测、流感活动地理特征。系统特点是：第一，监测工作突出了区域的差异，除了将全国划分为

10 个区域，分别论述了它们在流感样症状与国家或区域基线比较，阳性检出率，广泛流行的区域、病毒类型构成以及儿童死亡数等方面的差异，用地图给出了美国各州和属地流感活动的地理分布及其特征。第二，在住院病例监测过程中，探究了累计住院率在 5 个年龄组之间的差异，为流感预防控制重点人群的确定提供了科学依据。第三，在 122 个城市与肺炎和流感有关的死亡率曲线图上，标出了相应的季节流感基线和流感流行阈值曲线；在全国每周流感样病例百分数曲线图上，也叠加了相应的国家流感基线。这就使读者能够直观地判断各周流感状况的严重程度，引起各有关部门、单位乃至广大社会公众重视，使流感的预防和控制收到事半功倍的效果。

（2）欧洲的流感监测系统：早在 2001 年，德国就建立了全国范围的基于网络的传染病暴发疫情监测系统，经过 6 年的运行，系统可以在地方、州、国家水平之间快速及时地获得和交换流行病学监测的相关信息，这个系统现在已经成为德国传染病暴发疫情监控和应急处置的有效工具和平台。

斯里兰卡建立了基于手机的动物间传染病监测系统，主要由传染病相关从业人员、动物健康监测相关人员进行检测和上报数据，已经成为他们之间进行动物间传染病监测信息传递和共享的有效工具。

欧洲地区的流感监测系统比较复杂，除了各国有自己的流感监测系统外，还有两个相对独立又彼此合作的跨国流感监测系统：由 WHO/Europe 管理的欧洲流感网络（EuroFlu）和由欧洲疾病预防和控制中心牵头的欧洲流感监测网络。WHO/Europe 的欧洲流感网络：这个流感网络由 WHO/Europe 管理。它由 WHO 欧洲办事处所覆盖的 53 个国家的临床医务人员、流行病学家、病毒学家组成，覆盖总人口 8.83 亿。WHO/Europe 每周用英文和俄文发布其疫情周报，通过及时收集、交换信息和提供信息服务，指导年度疫苗制备、应对流感流行等活动，为降低地区流感发病率和死亡率作贡献。欧洲流感监测网络的主要特色是：第一，每周以国家为单位的统计地图和统计表，定性与定量相结合地给出了各国流感监测多方面的信息。第二，欧洲系统能够提供有关甲型流感重症病例的详细信息，具体包括其背景、治疗、呼吸辅助、护理监护、预后和转归等情况的信息。

4. 以事件为基础的监测系统

（1）全球公共健康情报网（Global Public Health Intelligence Network，GPHIN）：是由加拿大 RonSt John 博士于 1996 年开发，1998 年投入使用的。

GPHIN 的原理如同一个搜索引擎，寻找各个网站上有关主题的新文章。它每天按照加拿大 CDC 实验室提供的关键词表自动地从网上邮件列表、公告牌、专题讨论组、新闻组和非政府组织的网站上搜索，采用了文本挖掘技术和人工判读识别相结合的方法进行过滤。过滤后的信息进入一个数据库，供专家进行分析和验证。除了 WHO 使用外，美国 CDC 和美国陆军医学情报中心都订购该数据库的服务。

GPHIN 以 Internet 为基础的"早期预报预警系统"，主要追踪和监测传染病疫情暴发、食物中毒、生物安全事件、化学品泄漏、自然灾害、医疗和放射性物质等公共安全问题。搜集全球疾病暴发和相关公共健康事件信息，并以英文、中文、阿拉伯文、法语、俄语、西班牙语 6 种语言发布这些相关信息。全世界的公共卫生和健康相关部门组织通过系统获得相关信息，并根据这些信息对相关事件采取合理的预防控制措施，避免或减轻对健康的危害。GPHIN 发现，来自非正规渠道的疫情信息非常重要，约有 60% 疫情的初期暴发是通过非正规信息源得到警示的。到本书成稿时，大约 70% 的传染性疾病情报都来自 GPHIN，所以它已经成为 WHO 全球疾病暴发的预警器。

（2）HealthMap：是 2006 年由流行病学领域的相关专家和研究者以及软件开发人员组成的团队建立的，其宗旨是利用互联网上发布的非正式的信息资源实时监测疾病的暴发，用户可以通过免费访问获取相关服务。用户可以通过 PC 访问网站或采用安装移动设备应用程序实时获取公共卫生相关信息，系统可以为图书馆、地方公共卫生部门、政府以及国际旅行者提供其所关注的公共卫生信息。

HealthMap 整合了不同渠道的公共卫生相关信息资源，包括网络新闻、目击者报告、专家评论以及政府工作报告等，根据这些信息对当前传染病的状况做出综合评判，并评价其对人类及动物健康的影响。HealthMap 采用 9 种语言监测、整合全球范围内的新发传染病信息，并实现这些信息的可视化。HealthMap 采用 Google Maps API 进行开发，在促进全球范围的突发公共卫生威胁侦查预警中发挥了重要作用。

美国博思艾伦咨询公司旗下机构 Epidemico 开发的健康地图（HealthMap），可用于监测早期疾病暴发情况并预测未来趋势。HealthMap 能自动汇集 20 多万个数据源，利用自然语言处理和定制算法来标记、过滤、分析、验证和绘制实时的公共健康威胁信息。它能对海量的文章进行分析，整理出事件、地点、人物、具体情况等内容。HealthMap 现有的过滤器能使信息准确率达到 96%，为确保地图上信息的完全准确性，研究人员还逐一审阅地图上显示的内容。针对一些内容或数据有冲突的报道，HealthMap 并不做处理，而是提供尽可能完整的多方信息。目前，HealthMap 包括有 15 种语言的信息报道。2014 年 3 月 14 日，HealthMap 通过自己的系统，预警了几内亚境内暴发的"神秘出血热"。2014 年 3 月 19 日，HealthMap 确认其为埃博拉病毒并对 WHO 发出警告，还给出了其在几内亚东南部热带雨林地区传播的粗略地点和路径。2014 年 3 月 23 日，WHO 正式宣布埃博拉疫情暴发并报告了第一个确诊案例。HealthMap 已经追踪了在几内亚的 29 例确诊和 29 人死亡——所有数据和报告都来源于地方政府网站和社交媒体网站等。

第四节　灾难监测的常见问题及应对

一、病例定义和监测病例

在大规模的监测工作中，若要严格按照临床诊断标准来确定某病病例，常常受工作条件所限难以操作，因此，确定一个统一的、操作性强的监测标准极为重要，采用监测标准定义的病例称为监测病例。例如，不少传染病的诊断主要根据临床症状和体征，而不一定需要病原学检验，如流感监测时的流感样病例，是指发热（体温≥38℃），伴咳嗽或咽痛之一者。我国法定传染病上报的病例中有很多都属于监测病例。在疾病监测中应尽可能提高实际病例在监测病例中的比例，并在一定程度上能估计这个比例。

二、静态人群和动态人群

监测过程中无人口迁出、迁入的人群称静态人群。如果一个具有较多人口的地区中仅有少量出生、死亡、迁出和迁入时，也可视为静态人群。针对静态人群计算率时，可采用观察期的平均人口数作为分母。如果监测过程中人口频繁地迁出、迁入，则视为动态人群。针对动态人群计算率时，需要采用观察总人时数作为分母。

三、监测信息的深入、及时分析和交流与共享

利用自动分析技术可更高效、清晰地分析监测数据，从中获取更有意义的信息；而自动预警技术则可以根据监测数据和分析信息发出及时有效的预警。不同的监测系统间实现一定权限内的数据信息共享和交流，可极大地提高监测工作的效益。

四、保密制度

许多疾病涉及个人隐私，如一些疾病的患者或感染者会遭受社会歧视，如 HIV 感染者 /AIDS 患者、乙肝病毒感染者等。在对这些疾病开展监测时要遵守保密制度。一方面维护监测对象的尊严和权益，另一方面增强社会公众对监测活动的信任感和参与意识。例如，我国的 HIV 感染监测规定了严格的保密制度，要求监测机构不得公布或泄露患者 / 感染者名单。

💡 思考题

1. 简述什么是灾难监测。
2. 简述灾难监测的目的、种类和应用。
3. 尝试检索具有灾难监测功能的信息系统。

第八章
灾难风险调查

　　人类社会的发展与灾难相伴而行。灾难风险是不利事件或危险事件发生的可能性及其后果影响，具有不确定性。灾难风险调查的开展不仅可为灾前管理提供基线资料，也可为提升灾难防范能力提供科学参考和决策依据。

第一节 概述

一、灾难风险调查定义

"风险"早期被理解为"遇到危险",多局限于客观危险。国际标准化组织将"风险"定义为不确定性对目标的影响。我国国家标准化管理委员会将"风险"定义为某一事件发生的概率和其后果的组合,并对该含义进行了补充:①风险通常应用于有可能会产生负面结果的情况;②在某些情况下,风险来自与预期后果或事件偏离的可能性。

灾难风险调查(disaster risk investigation)是通过将某一范围内的造成或可能造成灾难的致灾因子和有关影响因素的分布状况资料进行收集、整理和分析。从时间上来说,灾难风险调查收集到的资料可以是某一特定时间断面的资料,也可以是过去某一时间段的资料。分布状况的相关资料涉及风险和有关影响因素在时间、地点和人群上的分布状况。

灾难风险调查的内容(图 8-1)包括:灾难本身相关信息(如灾难发生时间、发生地点、影响范围、影响人数、经济损失等),孕灾环境(地质等自然因素、道路布局等人为因素),致灾因子信息(海洋、气象、水旱、恐怖事件、生化武器等因素),重要承灾体信息(人群信息:受灾人群的人口学和社会学特征、死伤人数、死伤原因、伤病种、伤病情等;财产:房屋、基础设施、公共服务系统;资源:卫生资源供给体系和自然资源等)。

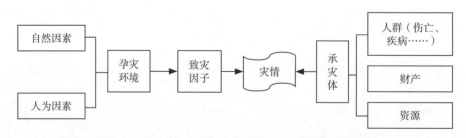

图 8-1 孕灾环境、承灾体和致灾因子之间关系示意图

二、灾难风险调查特征

灾难风险调查是灾前风险源识别、分析和评价的基础。灾难风险调查的特点有以下几点：

1. 灾难风险调查的特定时间　灾难风险调查关注的是某一特定时间点或某一特定时间段。所谓特定时间点，并不是强调必须是某年某月的某一特定时间，对于每个调查对象，时点所指的具体时间可能不同。例如，在某一单位调查人口、房屋和基础设施等重要承灾体信息时，对于每一个研究对象，填写调查表的时间为特定时间点。所有研究对象的特点时间不一定在同一具体时间。如果这些不同的具体时间持续得太久，就会对调查结果产生影响。

2. 灾难风险调查的特定区域　灾难风险调查关注的是特定研究区域内会造成或可能造成灾难的风险源情况。以我国为例，我国是世界上自然灾害影响最严重的国家之一，灾难分布地域广、区域差异大。研究的区域不同，调查的结果也会有差异。

3. 灾难风险调查一般为回顾性分析　灾难往往具有不可预测性。所以，针对灾难难以开展前瞻性的研究。灾难风险调查常关注灾情基本情况、孕灾环境、承灾体、致灾因子等的回顾性研究，为灾难管理中的灾前应急准备提供相关资料和数据。

4. 灾难风险调查可定期重复进行或长期随访　不确定性是风险之源，而不确定性主要原因之一是不确定性事件产生的各要素在时间域上的变化和波动。不同特定时间内，风险及程度的变化和波动所遵循的规律和基本特征通常有较大的差异，因此灾难风险在时间尺度问题也是必须关注的基本问题。通过重复进行或长期随访，可探究灾难风险在时间上的分布及规律。

三、灾难风险调查目的

灾难风险调查是提升灾难防治能力的基础性工作。开展灾难风险调查能摸清灾难风险隐患底数，查明重点地区抗灾能力，客观认识相应地区的灾难综合风险水平，为建立完善灾难风险隐患和减灾能力数据库与建设灾难风险评估模型库提供背景数据。从而为科学制定和优化应急救助决策，合理配置和调度救灾资源，科学制定救援、转移安置和生活保障方案提供依据；为全面提升综合防灾减灾救灾能力，有效抑制灾难风险上升的趋势，最大程度地减少自然灾害造成的损失，研究制定经济社会发展规划和科学决策提供依据；为相关部门合理规避灾难风险、实现可持续发展提供科技支撑。

四、灾难风险调查应用

灾难风险调查的用途是通过调查灾难本身、孕灾环境、承灾体、致灾因子等相关情况，明确灾难风险及其影响因素在时间、空间和人群中的分布情况，掌握灾难风险种类、频率和强度，识别灾前准备的薄弱环节、灾难高风险地区和高危人群，为提升抵御灾难的综合防范能力提供科学参考和决策依据。

第二节　灾难风险调查内容

一、自然灾害

人们通常将由自然因素造成人类生命财产，社会功能和生态环境等损害的事件或现象称为自然灾害。在中国自古就有"天灾人祸"的说法，这里的天灾主要是指自然灾害。自然灾害的发生不是单一的和孤立的，往往会在某一时间或某一区域集中出现。形成灾难群或灾难链，具有典型的群发性和伴生性特征。2013年2月1日起，GB/T 28921—2012《自然灾害分类与编码》正式实行，该文件采用线分类法，将自然灾害分为气象水文灾难、地质地震灾难、海洋灾难、生物灾难和生态环境灾难，五大类39种自然灾害。

自然灾害的成因是孕灾环境、致灾因子、承载体及灾情灾难后果4个要素交互作用的结果及灾难的发生，就是在一定的孕灾环境下，致灾因子通过承载体而发生灾情的过程。灾难风险调查的内容包括：灾难本身相关信息（如灾难发生时间、发生地点、影响范围、影响人数、经济损失等），孕灾环境（地质等自然因素、道路布局等人为因素），致灾因子信息（海洋、气象、水旱、生物安全事件、生化武器等因素），重要承灾体信息（人口、房屋、基础设施、公共服务系统、卫生资源供给体系和自然资源等），人群信息（受灾人群的人口学和社会学特征、死伤人数、死伤原因、伤病种、伤病情等）等。

二、事故灾难

事故灾难风险是指在人类各种生产活动（既包括营利性单位的营利性生产活动，也包括公共部门的公共服务生产活动中）所发生的伤害、人身安全和健康或者损坏、设备设施或者造成经济损失的意外事件的可能性和后果的总和。

事故灾难风险的主要类别，包括固有风险、潜在隐患风险和人的行为风险。固有风险是由于生产系统中的危险源所导致的风险，危险源是导致事故发生的能量主体，是事故的本质和前提。潜在隐患风险是指具有发生事故灾难的事件或诱因，即暂时还没有形成事故的隐患，属于经常性变化的不稳定状态。人的行为风险是指由于人的不安全行为导致事故发生的风险，人的不安全行为的表现形式很多，诸如忽视安全警告操作错误、使用不安全设备冒险进入、风险场所不安全、坐不安全位置和无证操作等，这些行为为事故的发生埋下了隐患。

三、公共卫生事件

公共卫生事件是指突然发生，造成或者可能造成社会公众健康严重损害的重大传染病疫情、群体性不明原因疾病、重大食物和职业中毒以及其他严重影响公众健康的事件。

1. 人群脆弱性 突发公共卫生事件风险的发生与否，不仅取决于卫生事件本身，同时取决于事件的直接承载体：社会公众。突发公共卫生事件风险发生时，社会公众的脆弱性表现为对危害的抵抗能力和恢复能力在内的适应性，当事件的危害程度达到或超过社会公众脆弱性的阈值时，才可能发生突发公共卫生事件。突发公共卫生事件的人群脆弱性是一种状态，它描述了社会公众对于突发公共卫生事件所受影响以及自我保护的程度，包括健康脆弱性和心理脆弱性两个方面。人群脆弱性受危害的类型、变异能力、传播途径、中间宿主等因素影响，也受人群特点（包括密度、结构、流动性、行为、知识水平、技能水平等），环境特征（包括气候、气温、气湿等），安全防范措施（包括药物储备、物资、技术、制度、机构等）等各方面因素的综合影响。

人群脆弱性是突发公共卫生事件形成与发展的本质原因之一，突发公共卫生事件风险与人群脆弱性之间存在正相关关系，即人群脆弱性越强，风险越高。危害发生时，当人群脆弱性低于警戒值时，公众的抵抗能力和适应能力较强。受突发公共卫生事件发生的风险较低，公众处于较安全的状态，当人群脆弱性处于警戒值和危险值之间时，公众的危害抵抗力较弱，人群脆弱性的微小变化，就会带来突发公共卫生事件风险的大幅波动。公众处于高风险状态，当人群脆弱性高于危险值时，公众的危害抵抗力趋近于0，发生突发公共卫生事件风险的可能性极高，属于高危险状态。这部分的灾难风险调查内容，包括并不限于：①人群自身相关的因素，包括人口密度、人口流动性、生活方式和习惯、危害知识掌握程度、危害应对技能掌握程度、人群对社会保障体系的依赖程度；②与危害相关的因素，包括危害的致病性、危害的传播速度、危害的传播途径等；③危害应急应对的相关因素，包括物资储备情况、医疗技术水平、卫生应急人员素质、卫生应急应对组织管理水平等；④环境因素，包括居住地、气候条件、居住环境等。

2．传染病　传染病风险调查趋向于涵盖生物学、社会学和经济学的综合评价。传染病风险调查内容主要来自生物学（病原体）因素、流行病学因素和脆弱性分析三个方面。

生物学病原体因素是指病原体有利于感染人的生物学和生态学特性，如病原体繁殖能力、传播能力、致病能力、毒力和耐药等固有的特性以及对环境改变的适应能力。传染病的流行必须具备三个基本环节，即传染源、传播途径和人群易感性，三个环节必须同时存在，方能构成传染病毒性。流行病学因素分为自然因素和社会因素。自然因素包括地理因素与气候因素，传染病传播、流行与温度、湿度、传播媒介因素及季节特征高度相关。社会因素是指社会条件、经济水平、风俗习惯、公众关注程度、人的行为等各个方面，与卫生保健服务及服务能力密切相关。脆弱性分析主要为控制力和承受力的分析。控制力的分析因素，包括疾病的早期识别能力、处置应对能力、干预措施及效果、医疗救援能力、技术储备卫生资源以及扩充能力、疫苗、药物的应用及效果自救互助能力、公共卫生基础设施、生活用水、食品供应、社会关注认知程度、健康教育普及等方面。承受力的分析具体包括易感人群，分析疾病的严重程度、有无致死致残等，公众心理承受力和公众公共卫生意识，疾病的易感程度，人群暴发流行的可能性，及其所造成的危害的严重程度等方面进行综合评价。

3．动物卫生　动物卫生风险调查的个案研究中主要涉及禽流感、猪瘟、疯牛病、口蹄疫和蓝舌病这 5 种动物疫病的风险调查，其中有关禽流感的风险调查仍然是工作重点。《陆生动物卫生法典》中对所涉及的风险因素进行了列举描述：生物学因素，如种类、年龄和品种；国家因素，如发病率、流行率、兽医机构及区划体系等；商品因素，如进口商品数量、储运和运输影响；暴露评估中所需的信息，包括生物学因素（如病原特性）、国家因素（如人和动物统计数据，地理和环境特征）和商品因素（如进口商品数量出口动物及动物产品的预期用途）等。

4. 化学中毒　化学中毒突发公共卫生事件发生的关键风险要素，主要包括 5 个方面：①毒物的理化性质和毒理学特征；②暴露水平；③健康监护与防护健康监护；④背景信息：资料分析背景信息资料包括风险暴露、环境信息、暴露场所的人群特征、知识与行为及风险场所相关的基础资料；⑤脆弱性分析。主要脆弱性影响因子体现在三个方面：人员的安全知识、安全意识以及由应急逃生技能和自救互救能力组成的安全技能；自然环境和社会环境；应急救援能力的高低。

5. 大型活动公共卫生事件　大型活动公共卫生事件包括对大型活动的顺利进行具有重大影响的公共卫生事件，严重影响活动涉及人群健康的公共卫生事件，有可能造成较严重国际、国内社会不良影响的公共卫生事件等。风险调查具体研究内容主要涉及传染病疫情事件、食品安全事件、生活饮用水安全事件、病媒生物引起的公共卫生事件以及其他带有群发性质与活动相关人群健康密切相关的公共卫生事件等。

6. 自然灾害　自然灾害公共卫生风险调查是针对自然灾害发生发展各个阶段的公共卫生风险要素进行描述，风险要素发生的可能性，后果严重性以及分布特征，综合分析评价危险等级，根据不同危险等级提出相应风险管理建议，包括新发传染病的预防控制、环境卫生、精神卫生、灾后重建等方面。

四、社会安全事件

社会安全事件风险主要包括重大刑事案件风险、涉外突发事件风险、生物安全事件风险、重大突发经济安全事件风险、民族宗教事件风险和规模较大的群体性突发事件风险。社会安全风险调查的基本含义是对重大决策对社会稳定的影响调查。实现社会稳定的源头治理，从而实现维护社会稳定的模式，转变社会稳定风险。社会稳定风险评估的理论基础主要有三个：社会影响评估理论、公共政策风险评估理论和公众参与理论。社会稳定风险调查的设计要素主要包括 6 个方面：范围、主体、方式程序、评估结果的效率、评估结果的公开、监督与救济。

第三节　灾难风险调查方法与步骤

一、确定调查目的

这是研究设计的重要步骤，应根据研究所期望解决的问题，明确该次调查所要达到的目的。

二、明确调查内容和方式

1. 调查内容　根据调查目的，制定调查内容。风险调查主要应该回答几个基本问题：①可能发生什么灾难（what）？②为什么会发生（why）？③何时（when）何地（where）会发生？④会以怎样的方式发生（how）？⑤主要受影响的对象是谁（whom）？

2. 调查方法　灾难风险调查常用方法有问卷调查法、德尔菲法、层次分析法、现场观察法、访谈法、现场勘查法、现场检测法、数学建模法等。

（1）问卷调查法：问卷是统一的有问有答的资料搜集工具。问卷调查法是现代调查研究中最常用的资料收集方法，也是高效率的一种调查方法。灾难风险调查的问卷可用国内外较权威的通用问卷，也可根据调查目的，自行编制问卷。由于灾难风险调查的调查内容大多是过去发生的信息，详细询问调查是获取信息的重要方法之一。入户调查、电话调查、网络调查均可基于问卷调查法，逐一询问，记录对方回答。按照调查对象覆盖的范围，方法包括普查和抽样调查。可根据调查目的选择研究对象。切忌提有暗示性的问题，要启发研究对象作出确切回答。若一次所得的资料不全，可反复询问，请受询问者能提供更多的资料。入户调查指调查员到调查对象所在地点或被调查者家中、医疗机构、工作单位、学习单位中，直接与主管人员或居民（灾民）接触。也可将被抽中的调查对象集中到某固定场所进行座谈交流。电话调查指调查者通过已知或从电话簿查找到的电话号码，用电话的形式向被调查者进行询问以获取信息的调查方法。为取得第一手资料，首先应向本人询问，如本人病重不能对话，或患者为婴幼儿，则询问与患者最亲近的人。网络调查，又称在线调查，是指通过互联网把传统的调查分析方法在线化、智能化。电话调查和网络调查的突出特点是"短、平、快"，适用于样本数量多，调查内容较少的调查。

（2）德尔菲（Delphi）法：见本书第六章第二节。

（3）层次分析法：是一种将定性与定量分析方法相结合的多目标决策分析方法。该方法的主要思想是通过将复杂问题分解为若干层次和若干因素，对两两指标之间的重要程度作出比较判断，建立判断矩阵。通过计算判断矩阵的最大特征值以及对应特征向量，就可得出不同方案重要性程度的权重，为最佳方案的选择提供依据。层次分析法经过多年的发展，衍生出改进层次分析法、模糊层次分析法、可拓模糊层次分析法和灰色层次分析法等多种方法，并根据研究的实际情况各有其适用的范围。改进层次分析法、模糊层次分析法和可拓模糊层次分析法都是基于判断矩阵不好确定的情况下，通过改进判断标度来帮助决策者更加容易地构造质量好的判断矩阵；灰色层次分析法则是将灰色系统理论和层次分析法相结合，使灰色理论贯穿于建立模型、构造矩阵、权重计算和结果评价的整个过程中。

（4）现场观察法：就是以视觉为主的资料收集方法。通过现场观察能为进一步探究该地的灾难风险关键性问题收集资料，以便按照实际决定下一步工作方案，采取相应措施。根据观察者的角色，实地观察可分为参与观察和非参与观察。根据观察的内容和要求，实地观察可分为有结构观察和无结构观察。

（5）访谈法：访谈法不仅可以作为定量研究方法如抽样调查和实验法的一种必要补充，其相对于其他的定性研究方法也具有自身的优点。与观察法一样，访谈法也是直接调查的方法，但它的基本特点是用口头交谈的方式收集资料，因此，它在调查中更注重访谈员与访谈对象之间的互动。访谈员基于特定的调查任务，通过与访谈对象口头交谈的方式直接获取信息的调查方法。根据访谈进程的标准化程度，可将它分为结构型访谈和非结构型访谈。

（6）现场勘查和现场检测法：基于现场勘查和现场检测法，可对灾难环境进行采样和勘查，对人群进行采样和检测。应注意校准测量仪器，统一使用方法，避免造成系统误差。

3．调查方式   自然灾害风险调查通常可以通过以下方式来实现：①针对灾区或灾难风险较大地区开展科学调研活动；②实地考察或与灾难管理专家和灾区群众座谈、走访等在了解调查地区灾难历史记录并与其他地区灾难事件进行比较，建立灾难清单，在此基础上分析和描述灾难的性质和特征，灾难发生的概率大小、强度，灾难事件发生的频率，灾难可能影响的地域范围和持续时间。

事故灾难风险调查的方法有：①静态辨识，即分析安全管理的各项规章制度建立得是否完善；②动态辨识，分析日常安全管理工作中各项规章制度执行的力度、广度、深度是否存在问题；③效果辨识，即分析安全管理工作中每个方面的管理成效。

重大传染病风险调查趋向于涵盖生物学、社会学和经济学等多学科。已有研究多在历史数据和实地调查基础上，综合采用文献综述、经验分析、系统分析、德尔菲法、专家评议等方法，对传染病风险因素进行分析分类，筛选出关键要素架构风险评估指标体系，确定调查指标权重，按照指标权重评分，划定风险等级标准，再根据指标体系风险要素，对传染病事件逐条进行打分，根据最终得分确定风险水平等级。

食源性疾病研究多通过流行病学研究、毒理学研究、体外实验等方法进行风险调查，收集充足信息，为建立暴露剂量与不良反应的模型，对暴露于某特定风险源的人群可能出现的不良影响进行估算，提供研究基础。定量微生物风险调查是食源性疾病风险调查的主要方法，其主要是模拟食物链中因食品消费引起致病菌感染的可能性，确定食物链中可采取的应对措施，并对各种措施效果进行评估。

急性物理、化学性暴露研究涉及危险品的种类、理化性质及其存在形态、暴露时间和暴露浓度，多采用定性与定量分析相结合方式进行风险评估。基于现场监测的数据，研究常采用数学模型建立有毒物质扩散、传播和消减的风险模型，如高斯模型、半球扩散模型、重气云扩散模型。此外，还有学者采用数据挖掘技术、区域环境风险评估和模糊神经网络开展急性物理、化学性暴露的风险调查研究。

大型活动风险调查主要是识别一定时期、一定区域内可能存在的所有风险及其特征，多采用风险矩阵法。

自然灾害公共卫生风险调查是针对自然灾害发生发展各个阶段的公共卫生风险要素，描述风险要素发生的可能性，后果严重性及其分布特征。具体方式是在传染病报告信息管理系统数据历史资料相关政策和文件阅读的基础上，由灾难专家根据所评估的内容及相关证据，结合自身的知识和经验进行充分讨论，提出相应的意见和建议，为今后开展自然灾害公共卫生风险调查，早期预警指标体系的建立提供借鉴。其中，快速风险评估是在具有潜在公共卫生风险，对其可能给人群健康造成的潜在风险进行调查，一旦自然灾害被确认为可能造成公共卫生影响，通常应该在 24～48 小时之内进行快速风险调查，从而为公共卫生紧急应对决策提供依据。

在我国，社会安全事件风险调查在操作层面上主要体现为社会稳定风险，社会稳定风险调查是指在重大事项（重大决策、重大工程项目、重大活动及重要基础设施等）制定安全及实施前，通过系统的调查以及科学的预测、分析、研判和评估，对可能影响社会稳定的诸多因素进行分析，评估发生危害的可能性，对不同的风险进行管理，并制定相应的应对策略和预案，采取措施防范降低消除风险的工作，从而有效规避、预防、控制重大事项实施过程中可能产生的社会稳定风险。社会稳定风险调查是以"维稳"为主轴，最终实现经济社会的有序良性发展。社会稳定风险调查工作，其实践推进过程和发展历程，可以划分为三个阶段：起步和推广阶段、制度规范阶段，落实深化阶段。

三、确定调查对象

调查对象包括各级人民政府及有关部门，企事业单位和社会组织，社区，专家学者和居民（灾民）等。必要时，灾难相关的自然和人文地理要素也可以作为研究对象进行勘查和调查。确定合适的研究对象同样是顺利开展研究的重要环节，应根据研究目的对调查对象的地域分布和时间点有一个明确的规定，并结合实际情况明确开展调查的可行性。

根据具体的研究目的来确定采用普查还是抽样调查，此时需要充分考虑两种研究类型的优缺点，以便在有限的资源下取得预期的研究结果。

普查（census）又称为全面调查，是指将特定时点或时期内、特定范围内的总体作为研究对象进行调查。这个特定时点应该较短。比如，全国自然灾害综合风险普查是对全国进行的普查。普查的优点包括：不存在抽样误差；调查能发现所有灾难风险。缺点包括：耗费的人力、物力、财力资源一般较大；不适用于发生率极低或多见于某些小范围地区的灾难风险；工作量大，容易存在漏查的情况；调查工作人员涉及面广，掌握调查技术和检查方法的熟练程度不一样，对调查项目的理解往往很难统一和标准化，较难保证调查质量。

抽样调查（sampling survey）指通过随机抽样的方法，对特定地点、特定范围内总体的一个代表性样本进行调查，以样本的统计量来估计总体参数所在的范围，即通过对样本中研究对象的调查研究来推论其所在总体的情况。与普查相比，抽样调查具有节省时间、人力和物力资源等优点，同时由于调查范围小，调查工作易于做得细致。但是抽样调查的设计、实施与资料分析均比普查要复杂；同时资料的重复或遗漏不易被发现；抽样调查的基本要求是能将从样本获得的结果推论到总体，为此抽样必须随机化，样本要足够。抽样可分为非随机抽样和随机抽样。非随机抽样根据研究者个人的方便或以个人的主观经验、设想，有选择地抽取样本的方法。这意味着很少事先决定样本大小，对从中抽取样本的大群体或总体也知之甚少。与使用以数理理论为基础的事先计划的定量研究者不同，定性研究者逐渐选取个案，是根据个案的内容来决定是否应选择它。非概率抽样操作方便，省钱省力，统计上也比概率抽样简单，而且能对调查总体和调查对象有较好了解，抽样也可获得较大的成功。但是非概率抽样由于排除不了调查者的主观影响，以致无法说明样本是否体现了总体的结构，所以，将非概率抽样的结论推论到总体时要极其慎重，否则就容易出现以偏概全的错误。非概率抽样主要有偶遇抽样、主观抽样、配额抽样、滚雪球抽样等。随机抽样的样本获得遵循随机化的原则，即保证总体中每一个对象都是有已知的、非零的概率被选为研究对象，以保证样本的代表性。若样本足够大、调查数据可靠、分析正确，则可以把调查结果推论到总体。常见的随机抽样方法包括单纯随机抽样、系统抽样、分层抽样、整群抽样和多阶段抽样等。

变异过大的研究对象或因素不适合用抽样调查；少见的灾难风险也同样不适合用随机抽样，因为需要很大的样本量，如果抽样比大于75%，则不如进行普查。

四、确定样本量

样本量又称样本容量或样本大小或样本规模，指的是样本中所含个体数量的多少。确定样本容量是每一项具体研究所必须解决的问题之一，同时也是抽样设计最重要的内容之一。样本的大小不仅直接影响样本的代表性，而且还直接影响调查费用和人力的花费。适当的样本应充分考虑研究所要求的精确度、总体规模、总体的异质性及抽样所费的人、财、物和时间等因素。

五、开展预调查

在正式调查之前，应选择小样本进行预调查，评价开展大规模研究的可行性。并根据预调查的过程和结果，对调查方案进行调整。

六、正式调查和资料收集

对所有参与调查的人员必须进行培训，以统一调查和检测标准，避免测量偏倚的产生。在研究中，收集资料的方法已经确定，就不能再变更，在整个研究过程中必须前后一致，以保证研究资料的同质性。资料收集过程中要注意，相关的定义和标准要明确和统一。

七、资料整理和分析

对调查所获得的资料进行完整性和准确性的检查和核对，整理和清洗原始数据，根据数据类型选择正确的统计分析方法。

八、质量控制

研究全程都应进行质量控制，具体措施包括：制定周密而细致的调查方案，在调查设计阶段，应制定详细的调查方案，明确研究内容；在研究开始之前，可聘请相关专家针对调查方案进行论证，修改完善；预调查是保证现场调查质量的关键；对所有参与调查的人员必须进行培训、校正测量仪器等。

九、结果报告

结果报告能使相关单位和个人都及时获得信息，以便迅速对公共卫生问题作出反应。

第四节　灾难风险调查中常见的问题与应对

在灾难风险调查的工作中，往往会遇到的常见问题有：

一是综合性灾难风险调查评估能力较为欠缺。过去的灾难风险调查往往针对的是单一灾种，而现在的灾难风险调查的理论认为应从单一灾种向综合减灾转变，防灾、减灾、救灾相统一，明确向灾前、灾中、灾后相统筹的灾难风险管理和综合减灾的理念转变，为应对多灾种（灾难链）综合风险提供客观科学认识。

二是灾难风险调查时机的难把握。灾难发生的初期往往处于"混乱"阶段，人们忙于灾难的响应和处置，而忽视了对历史灾难中受灾人群的人口学和社会学特征、死伤人数、死伤原因、伤病种、伤病情等信息的了解与评估。

三是评估分析内容不全面。大部分的灾难风险评估一般还是从致灾因子出发，对人群脆弱性、对灾难链多尺度和全过程关注不够。

四是灾难风险调查技术手段欠缺。如既往的灾难造成人员伤亡的信息多以手工、纸质等统计手段居多，具有空间属性的数据比例低，信息化程度低。而现有的信息系统具有一些聚集性，建设分散，架构标准不统一。

💡 **思考题**

1. 简述灾难风险调查。
2. 简述灾难风险调查的内容。
3. 简述开展一项灾难风险调查的主要步骤。

第九章

灾难需求评估

灾难医学救援和卫生防病工作一般包含以下三个步骤：①对灾难的状况和卫生需求进行灾难需求评估；②根据评估结果制定工作目标；③基于工作目标，实施应对措施。只有在对灾难的状况和救灾需求进行正确评估的基础上，确定恰当的灾难救援目标和行动计划，才能确保所采取的措施具有针对性和有效性，因此，灾难需求评估是灾难应对过程中的重要环节。

第一节　概述

一、灾难需求评估的定义

"评估"是旨在了解特定情况的一系列活动，包括收集、更新和分析与人口有关的需求、生产和资源等方面的数据，与特定区域的基础设施以及社会经济条件状况有关的数据等。灾难评估是灾难学研究的重要内容，也是灾难治理工作中不可或缺的一个环节，在灾难发生的不同阶段得到应用，并且可以服务于不同的目的，包括对灾难风险、损失、生态环境和防灾工程减灾效益的评估等。Kelly 根据灾难评估的关注点将其划分为 3 种基本类型：损害评估、需求评估和权利评估，它们分别有不同的关注重点和政策导向。

灾难需求评估（disaster needs assessment）是指在自然灾害发生、发展各个阶段，通过快速收集、分析相关信息，确定受影响人群面临的健康危害和潜在风险、评价已采取的公共卫生措施的效果，从而提出各阶段公共卫生服务需求、确定优先的干预措施，并进行政策建议的过程。灾后迅速开展灾区公共卫生状况和需求评估，可以在很大限度上避免信息谬误，摸清灾难的大致影响，识别紧急的、重要的健康威胁，明确公共卫生工作重点和优先顺序，力争将有限的卫生资源投入到最急需的工作领域，在最大限度上避免反应过度或不足，在整个卫生应急决策过程中具有重要的意义。灾后快速公共卫生状况与需求评估的目的主要包括快速了解灾区的受灾信息、基本的公共卫生状况、灾区居民的健康需求，并识别出最主要的公共卫生威胁和隐患，使得采取的救援行动与受灾地区的真正需求尽量相一致。

二、灾难需求评估的分类

灾后需求评估可按实施时间节点分为快速评估和长期评估。国际红十字会与红新月联合会（Red Cross and Red Crescent Societies）根据实施时间段划分了 3 种类型的需求评估：灾后 1 周内开展的快速需求评估、灾后 1 个月左右开展的详细需求评估、在整个灾后重建期内不断开展的定期评估。联合国人道主义事务协调办公室（United Nations Office for the Coordination of Humanitarian Affairs，OCHA）也提出了在突发性危机情况下的 4 个阶段和

3 种需求评估类型的划分（图 9-1）：在第 1、2 阶段的早期应急响应评估；在第 2、3 阶段内的早期持续响应评估；第 4 阶段的深入评估。

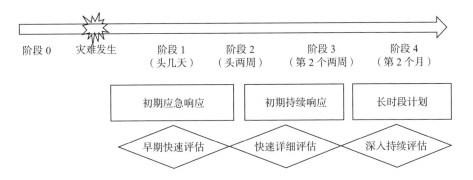

图 9-1　灾难周期的阶段与灾后需求评估的类型区分
（源自 OCHA，2009）

　　我国 CDC 根据自然灾害发生后不同时期的特点，以及卫生应急各阶段评估需求的不同，将灾后公共卫生状况与需求评估分为快速评估、详细评估、专项评估 3 种类型。

　　1. 快速评估　快速评估一般是指在灾难发生后，在最短的时间内对灾区开展的快速卫生评估。WHO 推荐在灾难发生 24 小时内、3 天内和 1 周内等不同时间段对灾区群众居住情况、饮用水、食品、环境、医疗卫生服务、传染病防控等公共卫生相关信息进行快速评估。在此阶段要尽快获得灾区的第一手资料，其及时性要比完整性和准确性更加重要。如仅需要了解灾区大致情况以辅助决策时，采用快速评估的方法既能快速得出结论，也能节省资源。

　　2. 详细评估　详细评估是指在灾难的紧急救援工作基本结束、灾区居民已经得到临时安置、灾区生产和居民生活秩序开始陆续恢复的状态下，开展的较为全面和深入的评估。此种评估与灾后紧急状态下的快速评估不同，时间紧迫性的要求不是第一位，更重要的是根据需要确定评估对象和内容，以发现各种公共卫生问题的严重程度，从而确定卫生防病工作的优先领域和重点人群，提高卫生防病工作的针对性和有效性。对集中安置点、学校、托幼机构、建筑工地等重点场所开展详细评估尤为重要。评估内容要求尽量全面和细致，并根据不同地区特点，适时调整评估内容、方法和频率，以便动态掌握灾区公共卫生状况的变化和干预措施的落实情况，及时发现潜在的公共卫生威胁。

3．专项评估   专项评估是指在快速评估或详细评估的基础上，为发现所关注问题的现状、严重程度及主要原因、可能的危害、既往措施的效果等，针对已发现的灾区某项特定的公共卫生问题而开展的更为深入、周密设计的评估。主要是针对某种特定的危险因素或危害严重程度进行量化评估，例如，灾区传染病的暴发风险、网络直报的损毁和恢复情况、安置点特殊人群的营养状况、灾后结核病患者的治疗能力等方面的评估。专项评估针对某项具体的问题开展，一般都是由该领域的专家组织和实施，其针对性、专业性更强，更能发现问题深层次的原因，提出具体解决办法。

三、灾难需求评估的原则

灾难需求评估要求简单、迅速，针对性强。因此，应采取灵活、机动的方式进行，在保证时效性的基础上尽可能提高准确性。评估的频率和范围应依据灾区不同的状况和特征、资源的可利用性等因素而确定。灾后的卫生评估不同于常态下开展的评估工作，根据评估结果提出的决策建议，应充分考虑灾区现有的资源状况，重点考虑优先性和可行性。

评估原则包括：①针对性原则。评估收集的信息，应有针对性地围绕灾难造成的人员伤亡、灾民安置、灾民食品和饮用水供应、生活垃圾处理、环境卫生处置、当地既往疾病的流行情况、潜在疾病流行风险因素和医疗卫生应对能力等。②时效性原则。由于灾难发生的突然性和救援行动的紧迫性，评估要越快越好，对收集信息的时效性要求比信息的完整性、准确性的要求高。③阶段性原则。灾难需求评估是分阶段进行的。经过一段时间后，通常需要进行再评估。

第二节　灾难需求评估内容

一、灾区公共卫生背景资料

1．灾区基本情况   包括地理、气候、风俗、人口等；主要的交通状况及地形情况；灾前卫生设施的分布，可提供的医疗卫生服务；食品、药品、器械保障等。

2. 灾区疾病基本情况　既往常见传染病的种类、发病情况；受灾季节多发疾病历史流行情况；灾区既往有关卫生专项调查结果等。

二、受灾情况

1. 受灾的地区和面积。
2. 灾区群众的基本特征和状况，受灾地区人口的数量及其分布，受灾人数、死亡人数、伤病人数和特征。
3. 受灾地区有毒有害化学品、辐射源等的受损、扩散情况。
4. 住房及其他建筑的损毁情况。
5. 交通、通信、电力、供水、能源等基础设施和公共服务设施的损毁情况。

三、灾后公共卫生状况与需求

1. 医疗卫生机构受损情况。
2. 医疗卫生机构现有服务能力状况。
3. 医疗卫生机构现有资源状况与需求。
4. 灾区疾病发生情况与医疗服务需求。
5. 饮水、食品和环境卫生状况与需求。
6. 安置点卫生状况与需求。
7. 健康知识状况与需求。
8. 心理卫生状况与需求。

四、已采取的公共卫生措施的效果

1. 灾区公共卫生状况的改善情况。
2. 灾区群众卫生服务需求的满足情况。
3. 公共卫生措施的投入成本。
4. 继续实施有效措施所需的资源状况。

第三节 灾难需求评估方法

灾难需求评估一般采取现有信息分析利用、现场调查、现场检测和监测等几种方法。在实际评估工作中，往往综合采用以上多种方法，相互补充、互为印证，以确保评估结果客观、准确。具体的方法必须根据现场实际情况进行选择或组合。

一、现有信息分析和利用

评估中涉及的灾区某些基础信息，可从有关部门的情况介绍、现有资料、来自灾区及救援人员的工作报告、媒体的宣传报道、常设系统的报告等直接获取，如灾区既往的传染病发病情况、灾区人口学特征、灾区灾前的卫生服务能力、灾后安置点分布情况、安置点居住人员规模、受灾地区学校分布等。采用此种方式收集信息时，需考虑信息的准确性。

二、现场调查

现场调查一般采取现场查看、结构式观察、知情者访谈、小组讨论、问卷调查等方法。主要是通过对受灾现场情况进行定性和／或定量的调查，获取受灾地区最直接的公共卫生状况和需求信息，满足进一步采取公共卫生措施的信息需求。现场调查需要事先明确调查目的、设计调查方案和调查提纲（问卷），选取有代表性的样本或对所有调查对象开展调查，获取定性和定量的评估结果。此种调查需要进行认真设计，要充分考虑到科学性和可行性，并采用统计分析工具来对数据进行处理和分析。

1. 现场查看 评估人员可通过在灾区进行空中观察、高地瞭望、地面现场巡视，获取灾区公共卫生状况与需求的直观体会与认识，并结合评估人员的专业知识和经验判断，得出初步的评估印象和结果，例如，安置点的分布、灾区水源的数量和位置、水源的情况和使用强度等。此种评估方法简单、操作性强、耗时少，尤其适用于灾后紧急状态下的快速评估工作。

2. 结构式观察 采用提前拟定好的记录表，记录观察所见的方法。当观察对象明确，时间紧迫时，使用结构式观察的方式最为可行，可以在行走查看或入户访谈时实施，其目的是通过查看灾区公共卫生状况，如饮水、食品、环境卫生状况及相关设施的分布情况，得到卫生状况及需求的一手资料。采用的工具是提前准备好的结构式观察记录表及观察程序，观察记录表包括一系列观察项目，反映当地实际情况。

3. 知情者访谈 评估人员根据特定的评估目的，选取关键信息提供者进行深入访谈，从中获取受访者对评估主题的了解情况、个人观点等信息，直到评估的信息量饱和为止。此种方法对评估人员的现场访谈技巧、访谈信息的归纳和概括能力要求较高，需要由经过培训的卫生专业人员来实施。由于评估结果受到受访者对问题的关注和认知程度影响较大，因此选择适当的关键信息提供者尤为重要。选择谁为知情者，应根据评估内容和目的而定。调查员可以简单地提出一个话题与访谈对象交谈，然后由交谈对象主导谈话。如果访谈对象对这个话题可提供的信息丰富，则成为知情者，可以进行深入访谈。在评估开始时进行关键信息访谈有助于对相关问题的概括了解，然后就可以编制小组讨论用的问卷、提出观察中需要关注的问题等。

4. 小组讨论 小组讨论主要是选择有类似的背景或经历的人员，讨论共同关心和感兴趣的话题，目的是了解不同人员对同一话题的不同观点和看法，及当地对这一话题的表达方式。小组讨论一般需提前做好讨论话题的准备。一般选择 6~8 名对象参加讨论，讨论开始时进行相互介绍，让参与者了解讨论的目的和意义，讨论时间一般为 1~2 小时，讨论时组织者要保持中立的态度和立场，并提醒大家讨论没有对错，而是要了解每个参与者的观点。

5. 问卷调查 问卷调查是评估中一种常用的定量评估方法。目的是对受灾群众卫生需求及满足度进行定量描述。问卷调查需提前准备好调查问卷。调查一般包括问卷预调查和修改完善问卷、培训调查员和熟悉调查问卷、制定抽样方法、抽取调查对象、实施入户调查等环节。调查问卷应简洁明了，减少开放式问题，仅收集与目的有关的信息。问卷填写不应超过10分钟，并尽量限制在一页篇幅（表 9-1）。

表 9-1　现场调查方法的优势和局限性一览表

方法	优势	局限
现场查看	在很短时间内获得评估地区及人群的总体印象；可以快速发现问题，形成假设	如果调查评估者未受到良好的训练、观察不敏锐，可能导致错误的印象及忽略重要的事项；可能需要多次重复进入同一观察区域，耗时费力
结构式观察	可以获得定量信息	对现场信息的记录、分析要求较高，观察者需要经过一定的训练
知情者访谈	可以获得更为深入和全面的信息，以核实和解释评估的发现	如果知情者缺乏代表性，可能存在信息偏倚；调查者需要对知情者有一定的熟悉过程
小组讨论	可以更全面地了解所讨论的问题；有助于深入讨论调查内容和解释调查发现；方式灵活，参与者更加活跃	可能需要进一步补充调查数据；所获得信息量较大，记录和整理有一定困难
问卷调查	调查结果容易量化，结果便于统计分析；可进行大规模调查；可节省时间、经费和人力	问卷设计不容易，调查结果广而不深；调查质量不容易保证；回收率难以保证

三、现场检测

现场采集水质、食品、生物等样品，通过仪器检测相应的理化与微生物等指标，并对检测结果进行分析与评价。

第四节　灾难需求评估实施

一、制定评估计划

好的评估计划，是评估顺利开展和取得预期成果的关键。评估计划一般需要考虑以下几个方面的内容：

1. 评估内容　在实施评估前，首先要了解待评估的自然灾害的类型，发生的时间、地点、危害程度，当地人群特点、社会经济水平，确定评估要素。即：①要评估什么（评估哪些健康影响和卫生服务需求；不同需求的重要性与急迫程度；现有需求的满足程度；影响卫生服务提供的因素有哪些）。②在哪里进行评估。③对谁进行评估。④采取什么评估方法。⑤评估需要的人力和物资资源等。在不掌握灾区情况时，评估者最好与当地人员共同确定评估内容，制订评估计划。

2．需要收集的信息　根据评估的目的和内容，需要收集不同类型的资料。资料收集要充分考虑资料的可获得性，有些资料现成可用，有些需要在评估时收集。

（1）自然环境资料：灾区气候（气温、降水、气象条件）、媒介生物种类、灾区地理状况等。可以从互联网、期刊杂志、书籍、政府文件等多种途径获得这些资料，也可到现场查看。

（2）人群特征资料：受灾地区人群基本分布、性别和年龄特征。当地的语言是什么？调查者是否需要翻译？谁当翻译？当地主要为哪些民族？宗教信仰是什么？生活习俗与禁忌有哪些？这些资料可预先从当地了解。

（3）卫生知识与行为：当地群众的生活习惯和卫生习惯，对生活卫生知识的认知情况。这些资料可预先从当地了解。

（4）卫生相关背景信息：当地的主要生活饮用水水源，居住环境卫生情况，垃圾处理和卫生厕所分布，当地的主要公共卫生问题和传染病发生情况。

评估信息前，需要明确哪些信息可以是定性的，哪些可以是定量的，哪些是可以两者结合的。

3．评估的对象　评估的区域范围，可能是整个灾区，也可能是其中一部分。评估工作组应该根据评估目的和任务，与当地政府、救灾防病指挥部或任务下达部门来协商确定评估区域。评估的区域可以利用行政区划（如县、地区、市）、自然地理边界（如，道路或河流）或地区的受影响程度（如：受灾最严重的地区或缺乏地方卫生服务的地区）来界定。如果要评估受损程度各不相同的多个地区，必要时应当为每个地区设计单独的评估方案。

评估会涉及不同组织和个人。开始调查前，一般需要告知相关部门所要开展的调查。应注意向政府机构领导、当地的负责人、信息提供者解释调查目的。评估报告中一般不提及调查对象的名称等个人信息，如果需要则应获得知情同意。同时，要将评估结果尽快向当地机构或政府部门进行报告。

4．评估方法　根据评估的目的、评估的时限要求、现场状况及评估队伍的力量确定评估方法和抽样方法，组建评估队伍并进行培训，实施评估，撰写评估报告。

评估方法分为定性和定量方法。确定了评估对象是哪些人群后，要对评估对象进行选择，即抽样。抽样可以分为概率抽样和非概率抽样。定性评估方法多采用非概率抽样，以目的抽样为主，即选择能为评估问题提供最大信息量的评估对象。由于定性评估方法注重对评估对象获得比较深入细致的信息，因此研究对象的数量一般很少，不可能也不必要进行随机抽样。灾难需求评估中，定量评估方法主要是为了对特定评估对象的总体得出统计结果，需要采用概率抽样的方法。

5. 资料的所有权　在数据收集与分析前还应明确评估资料的所有权问题。资料拥有者多为派出评估任务或资助评估的机构、评估工作负责人、评估工作参加者等。

二、组建评估队伍

灾难需求评估是团体性工作，需要工作组成员具有良好的团队精神，共同开展评估设计、实施现场评估工作，分析数据和撰写报告。队伍中应包括具有不同专业技能的人，充分发挥每个人的优势和长处。一个好的评估队伍应该包括至少一到两名当地人员或有当地文化背景的人，善于语言沟通，必要时可以招募并培训志愿者作为调查员兼翻译；要包括写作能力强，而且可以全程参加评估的人员；同时，还要包括具有丰富评估经验的人员。评估队伍里的每位成员应了解当地文化、社会经济和自然环境，能够采取恰当的技巧和态度来有效地与当地群众沟通交流。评估小组一旦成立，应举行碰头会，以介绍小组成员，熟悉彼此的职责和技能，并交换联络信息。

三、培训评估人员

组建评估队伍后，要对成员进行培训，使评估成员做好开展评估的准备，明确评估对象和内容，掌握实施评估、分析资料所需的知识和技巧。最好能在日常开展培训，使队员提前具备基本的评估能力。

1. 建立与被评估对象的信任关系　队员应主动树立了解当地情况的意识，获得当地群众的信任。要设法拉近与群众的距离，增加群众的配合度，减少"观察员效应"（即由于有陌生人在场，群众的行动与语言与平时不同）引起的偏倚。选择适当的衣着，尽量使用当地的语言进行自我介绍和访谈，注意提问方式和交流技巧。另外，还要注意知情同意和保护调查对象的隐私，尊重当地群众的生活、风俗和宗教习惯等。

2．技术培训 通过培训使评估队员提高评估技巧。通过讲座或讨论会的形式进行培训，为队员提供参考资料，组织队员讨论交换想法。并通过实践提高现场调查与分析技巧。

评估人员不是提问者，而是协调人、组织者或中介者，评估人要设法把发言主动权交给参与者，使他们积极、自由、无顾虑地提供信息、表达观点和思想，保证每个参与者都有发言机会和参与讨论，评估人要掌握讨论的秩序与进度，必要时对讨论实施干预。讨论中，如果某个人主导了讨论，要在不伤害其感情和积极性的前提下，鼓励其他人发表自己的看法，尤其是不同的观点；对于说话少的人，要鼓励他多说话，并调动小组成员支持他发言。调查评估人员要保持低调、随和、轻松和自然，尽量倾听和观察，并做好记录。小组讨论时，因为发言的人多，并有交叉，录音资料有时很难整理。

四、选择合适评估工具

现场调查方法与工具的选择是灵活的，可以修改或调整以适应不同的调查目的与现场情况。在实践中，可查阅有关文献及在实践中探索。适宜的评估工具选择一般需要根据评估的需求和方法的特点来决定。

五、选取合适的抽样方法

1．非随机抽样方法 定性评估一般采用非随机抽样方法。如调查对象的总体难以具体界定、现场条件不允许随机抽样，或情况紧急要求进行灾难需求评估时，可以采取非随机抽样。不需要准确推断总体情况的定量评估，也可以采用非随机抽样。对于灾难需求评估来说，虽然非随机抽样的代表性差，难以从样本调查的结论中对总体做出准确的推断，但是，由于非随机抽样简便易行，并能通过对样本的调查而大致了解总体的某些情况，对调查工作很有启发性，所以在评估的早期阶段，一般采用非随机抽样。非随机抽样可分为偶遇抽样、立意抽样、配额抽样及滚雪球抽样等方法。

2．随机抽样方法　定量评估一般选择随机抽样方法。然而，由于灾难应急情况下无法准确了解受影响地区居民详细信息和进行样本量计算，因此，不建议使用这些方法。

六、拟定评估工作登记表格

对于以社区为基础的入户调查，除专业目的的评估工具之外，调查小组还应携带一份调查任务登记表，以登记每次入户调查的有关信息，包括调查地点（县）、分组编号、调查小组身份编号及日期。登记表用来了解每次调查的完成情况，并计算评估应答率。

七、必要的物资与安全保障措施

1．评估工具　应准备足够数量的调查表或工具，可适当留有备份。如果计划对两到三个县、区进行评估，也可采用不同颜色打印这些表格，以利于识别各级/类评估，将人为误差减至最低限度；每个小组一份评估任务登记表，以记录拒答或评估时不在家的人员。

2．办公用品与通信设备　可携带电脑、无线上网设备、GPS、地图、移动电话、纸笔等必要的办公用品。如有条件，可以配备便携式的打印机；如缺少其他通信方式，也可以携带能上网的卫星电话等。

3．必要的证书、证件　包括知情同意书、介绍信、必要的证明文件以及身份证件（如姓名挂牌）。

4．后勤保障　每个调查小组应尽可能配备交通工具，最好由熟悉该地区情况的司机驾驶，每辆车配备一个紧急工具箱。为小组成员提供食物和水；语言不通的地区还要准备翻译。

5．其他物品　评估时还应根据需要携带其他评估工具，如媒介生物监测用具、发放给灾区群众的健康宣传单等。根据灾难发生地的情况确定是否需要携带个人防护用品，如生物安全防护、医疗应急箱等。

6．安全保障　调查时优先考虑调查人员的人身安全、营地的安全、评估设备的安全和生物安全等。

八、现场调查

由于受灾现场的复杂性，评估人员在现场开展调查时，还需要重点考虑实施现场评估的基本流程、数据的收集方法、现场评估的注意事项等几个方面的问题。开展现场调查时，应当：

1. 遵循法律、法规及相关规定。

2. 要注意保护被调查者隐私，保证调查的合法性，声音和图像资料要征得被调查者知情同意。

3. 尽量取得客观证据。

4. 要与当地和其他救援力量加强协作，尽量减少重复调查。

5. 使用统一的调查表，做好调查员培训。

6. 做好现场调查和实验室检测的质控工作。

7. 了解现场环境，做好相应的安全防护。

九、数据的整理与分析

1. 数据整理　实际上就是把原始资料加工成有价值的信息的过程，它包括以下步骤：首先，将收集到的原始资料认真核对、整理，同时了解其来源和收集方法；其次，应用统计学技术把各种数据转变为有关的指标；最后，解释这些指标究竟说明了什么问题。

2. 数据分析　应按照不同的信息收集方式采用为人熟知、容易访问和可维护的软件来整理分析。现场定量调查和访谈调查建议使用迅速、简单、可自由传播的软件，比如 Microsoft Office Excel、EpiData、Epi Info 等数据库软件。可以根据对这些软件的熟悉程度灵活使用，以确保数据录入的质量和准确度。

十、评估报告的撰写

在取得评估结果后，应尽快分析、总结，形成有效的工作建议，撰写报告，提交至有关部门。有些灾难发生后，要求在数天内完成对卫生状况和服务需求的评估，但是，像地震、飓风等突发性高、破坏性强的事件，则要求在数小时内（通常 24~28 小时）快速拿出初步评估结果。

撰写报告之前，请考虑以下问题：评估报告的基本要求？评估报告的基本要素？评估结果应提交给谁？根据评估结果，应采取什么行动？谁来实施提出的建议？如何收集反馈意见？

1．评估报告的基本要求

（1）时效性：评估工作完成后，应及时完成结果分析和报告编写。在灾后应急阶段开展的灾难需求评估，可在完成全部评估分析之前先向有关部门提交初步的分析报告。

（2）表达清楚：结果描述应尽量使用易懂的语言和图片，使结果易于理解，应使未经公共卫生培训的有关决策者或工作人员也能完全明白。

（3）标准化：评估报告应按标准的格式展示，要对评估的方法、对象、内容、结果以及相应的建议等进行逐一阐述，使之能与其他评估进行比较。

（4）结果明确：在对评估资料进行分析和提炼的基础上，应在报告中客观描述评估结果，并鲜明地提出决策建议和观点，同时对主要公共卫生问题或需求按照优先性进行排序，供决策者判定选用。

（5）报告分发：评估报告完成后，要及时分发给所有评估相关的机构，以充分发挥评估报告的效用。

2．评估报告的基本要素　初步报告内容主要分为引言、受灾地区背景资料、评估目的、评估方法、评估结果和根据此次评估形成的意见和建议等6个部分。主要包含以下信息：

（1）引言：简要介绍受灾日期、范围和影响程度等，描述本次评估任务的下达单位、评估的目的以及评估的时间等。

（2）背景：包括受灾地区基本情况和受灾程度、卫生资源与疾病监测信息，以及灾区健康危害背景信息。①灾区基本情况和受灾程度。描述灾区与公共卫生相关的背景资料信息，包括地理信息、行政区域信息、人口学资料、灾情和救援工作进展、人员伤亡情况、目前灾区的人员基本情况、灾区群众安置情况、救援队伍数量与分布情况、救灾指挥组织情况、救灾指挥部组织架构等。②卫生资源与疾病监测信息。包括灾前卫生资源配置情况，当地原有医疗卫生单位及医疗卫生工作人员数量；现存情况，灾后尚可利用的设备、人员等；灾前的主要流行疾病，流行高峰季节，主要流行因素，动物宿主和病媒生物种类及大致分布；灾后疾病监测系统运转情况；目前灾区的医疗卫生救援队伍、医疗点、卫生防疫队伍的数量及其分布；灾后计划免疫设施和冷链系统运行情况，疫苗的库存情况；灾区志愿者组织情况、大致数量和分布等。③灾区健康危害背景信息。包括病原微生物保藏情况和有毒有害化学品生产、储存以及分布情况；放射性物质和核设施及其分布情况。

（3）评估目的和目标：简要、明确地描述现场评估所要解决的问题和要达成的目标。

（4）评估方法：简要描述具体评估方法、抽样方案、访问过程、访问员和拒访者情况等。采用最简单的方式描述评估方法，以免占用篇幅，转移阅读者对评估结果的注意力。

（5）评估结果：评估结果跟评估目的密切相关。利用文字和图、表等形式描述评估结果，点明问题，突出重点。结果描述可分为分析灾后的健康相关风险、灾后医疗卫生服务能力和需求、灾后医疗卫生优先工作重点、医疗卫生系统灾后重建的资源需求等。

（6）结论和初步建议：概况评估的主要结论，明确人群健康、公共卫生主要问题和卫生资源需求，并进行优先度说明，提出有针对性、有可操作性的工作建议。同时，应尽量客观描述评估工作的局限性及使用评估数据需注意的问题，并对帮助进行评估的人士和提供支持的个人与组织表示感谢。

3．评估结果的反馈　评估结果可采用评估报告会的形式向现场指挥部和当地政府、卫生行政部门、医疗卫生机构进行反馈和报告。应邀请评估中参与过计划、实施或分析阶段的参与者参加会议，共同讨论评估的主要发现，以确定下一步的具体措施和优先工作领域。评估报告会议有助于将评估结果更有效、广泛地利用。

十一、评估结果的利用

评估结果必须尽快发布及反馈才能发挥其应有的作用。在评估结果的利用上，要针对不同的评估内容、不同的分发对象需要采取不同的表达形式和分发渠道，可参考以下方式进行：

1．分发对象　分发对象包括救灾指挥决策机构，如灾区政府/救灾指挥部、上级主管部门、外援队伍管理部门等；各级卫生行政部门及评估内容所涉相关专业部门；参与灾区救援的外援队伍相关人员；其他有关部门与人员，如参与灾区救援或对灾区进行援助的国家或组织、非政府组织、志愿者组织等；媒体；公众等。

2. 表达形式 常见的表达形式有详细的评估报告，另外，还可采用简短的评估摘要；媒体通稿；内部报告；面向普通群众的宣传稿；科研论文等形式表达。

3. 分发渠道 分发渠道包括正式行文报告；评估组负责人或成员签名提交；部门内部渠道；媒体发布；部门网站发布；印刷分发、悬挂横幅或张贴告示等。

第五节 常用灾难需求评估工具

一、社区公共卫生应急评估工具

2009 年，美国 CDC 将《公共卫生准备能力：国家和地方规划的国家标准》作为理论依据，开发了 Community Assessment for Public Health Emergency Response（CASPER）工具包，用以评估社区在突发公共卫生事件整个生命周期中的需求和应急能力。该工具包提供了采样方法、数据收集、分析方法，以及如何报告和传播评估结果以促使评估标准化，为公共卫生从业人员和应急管理部门提供了公共卫生事件防控指导。2012 年，美国 CDC 对工具包的统计方法和使用说明进行了更新和改进。CASPER 工具包可应用于各种危害公共健康的突发公共事件，官方网址参见 https://www.cdc.gov/nceh/hsb/disaster/default.htm。

二、事件后幸福感综合模型

2017 年，美国环境卫生与工程部及流行病学研究部门联合开发了 Composite of Post-Event Well-Being（COPEWELL）和基于此模型的自我评价工具包。COPEWELL 是一个借助相关数据预测突发事件中社区抵抗、恢复和功能的模型，由社区功能、预防和缓解、人口脆弱性、不平等和剥夺等模块构成，是一种客观且自上而下的社区韧性测量方法，适用于社区不同场景的突发公共卫生事件。基于此模型研发的自我评价工具包更为主观，适用性更加广泛，使社区评估和行动规划有更大的自主权，可促使社区拥有更广泛的风险和恢复力意识，进而凝聚社区各类资源，增强集体解决问题的能力，官方网址参见 https://copewellmodel.org/。

三、欧盟 CDC 传染病快速风险评估方法

快速风险评估是在潜在公共卫生意义事件发生的早期阶段进行的评估，其结果将决定：是否需要做出应对，应对的紧迫性和级别，关键控制措施的设计和选择，以及是否涉及其他部门和事件的进一步管理。欧盟 CDC 于 2019 年 3 月在其官网发布快速风险评估方法操作工具，所采用的核心思想是：风险（risk）＝概率（probability）× 影响（impact），概率是指发生人群传播的可能性，影响是指疫病的严重程度。快速风险评估根据整个评估流程可分为：①评估前准备；②收集事件信息；③全面文献检索，系统收集（可能的）病原学信息；④提炼相关证据；⑤证据评价；⑥风险估计。详细内容参见 https://www.ecdc.europa.eu/en/publications-data/operational-guidance-rapid-risk-assessment-methodology。

四、中国 CDC 自然灾害公共卫生状况与需求快速评估工具

灾后迅速开展灾区公共卫生状况和需求评估，可以在很大程度上避免信息谬误，摸清灾难的大致影响，识别紧急的、重要的健康威胁，明确公共卫生工作重点和优先顺序，力争将有限的卫生资源投入到最急需的工作领域，在最大程度上避免反应过度或不足，在整个卫生应急决策过程中具有重要的意义。为满足各级疾控机构以及社区卫生服务机构对自然灾害公共卫生状况和现场快速评估实用工具的需求，充分发挥疾控部门在自然灾害卫生防病工作中的技术支撑作用。2011 年，中国 CDC 在 WHO "提高自然灾害卫生应急能力"项目的支持下，组织福建、安徽、江西、四川、山东、浙江、成都等省疾控部门的卫生应急专家，编写了《自然灾害公共卫生状况与需求快速评估工具》。本工具是在借鉴 WHO 和美国 CDC 灾难风险评估有关材料及文献的基础上，结合我国近年来的灾后卫生防病工作经验和成果编撰而成。评估的目的主要包括快速了解灾区的受灾信息、基本的公共卫生状况、灾区居民的健康需求，并识别出最主要的公共卫生威胁和隐患，使得采取的救援行动与受灾地区的真正需求尽量相一致。

　　该工具提供了 10 种评估表（表 9-2），主要用于不同区域（县域、乡镇、安置点）的特定的公共卫生问题（基本公共卫生状况和需求、医疗和公共卫生服务能力、食品卫生状况和需求、饮水和环境卫生状况和需求、媒介生物控制等），以及特定公共卫生服务对象（受灾群众）的公共卫生服务需求（健康与卫生服务需求、卫生防病知识需求、心理状况与需求等）的评估，并将评估的核心信息以独立表格形式进行呈现，其具体内容、应用范围和使用方法详见 https://www.chinacdc.cn/jkzt/tfggwssj/tf/cbw_2196/201407/t20140723_99927.html。

表 9-2　自然灾害公共卫生状况与需求快速评估工具（2011 年版）

表格序号	表格名称	主要内容	应用范围	使用方法
1	灾区公共卫生状况与需求评估表	包括基本灾情、公共基础设施受损状况、卫生资源和疾病监测信息、灾区健康危害背景信息、评估印象和重要问题等五部分内容	县级及以上行政区划	现有信息分析和利用、现场调查法（知情者访谈、问卷调查）
2	灾区公共卫生状况与需求评估表	包括基本灾情、公共基础设施受损状况、医疗卫生机构受损情况、医疗服务状况、公共卫生服务状况和评估印象和重要问题等六部分内容	乡镇行政区划	现有信息分析和利用、现场调查法（知情者访谈、问卷调查）
3	灾区公共卫生状况与需求评估表	包括基本信息、饮用水、食品卫生、环境卫生、医疗卫生服务、评估印象和重要问题等六部分内容	安置点或居住点	现场调查法（现场查看、结构式观察、知情者访谈）
4	灾区医疗及公共卫生服务能力评估表	包括基本信息、医疗服务情况、公共卫生服务情况、评估印象和重要问题等四部分内容	安置点或居住点	现场调查法（现场查看、结构式观察、知情者访谈）
5	灾区食品卫生状况与需求评估表	包括基本信息、食物来源与供应、集中供餐点、评估印象和重要问题等四部分内容	安置点或居住点	现场调查法（现场查看、结构式观察、知情者访谈、小组讨论）
6	灾区饮水与环境卫生状况与需求评估表	包括基本信息、饮用水、环境卫生、评估印象和重要问题等四部分内容	安置点或居住点	现场调查法（现场查看、结构式观察、知情者访谈、小组讨论）

续表

表格序号	表格名称	主要内容	应用范围	使用方法
7	灾区媒介生物评估表	包括群众媒介生物印象、居住环境观察、评估印象和重要问题等三部分内容	安置点或居住点	现场调查法（现场查看、结构式观察、知情者访谈、小组讨论）
8	灾区健康与卫生需求评估表	包括基本信息、饮用水、食品卫生、环境卫生、医疗服务与家庭成员健康状况、评估印象和重要问题等六部分内容	灾区居民	现场调查法（入户问卷调查）
9	灾区卫生防病知识需求评估表	包括个人基本信息、卫生习惯和行为、就医情况、心理状况、卫生技能、健康知识获得、评估印象和重要问题等内容	灾区居民	现场调查法（入户问卷调查）
10	灾区居民心理状况与需求评估表	包括基本情况、情绪及身体反应、应对方式、需求、评估印象和重要问题等五部分内容	灾区居民	现场调查法（入户问卷调查）

第六节　灾难需求评估常见问题与应对

　　灾难需求评估是政府和人道救援团体实施有效救援的基础资料。当前在实施中还存在一些需要注意的问题。

　　第一，灾区流行病学现场调查缺乏统一的标准和完整的指标体系。目前开展的灾区卫生应急评估虽然已将一系列评估指标体系应用于应急状态下，但体系与指标尚未得到规范与完善。现有评估工具参差不齐，未在实际中得到广泛的推广应用。

　　第二，评估方法和评价体系的确定要与灾区实际相结合。部分指标体系收集时限要求长，在重灾区难以短期获得，不适合在灾区初始阶段使用。由于灾区的情况远比常态社会复杂，因此，灾后需求评估在具体的数据收集过程中，会遇到比常规社会调查更多的困难和风险。在需求评估实地调查的组织实施过程中，评估者要特别注意与当地政府的沟通与联系，尽量获得政府的许可和支持。在选择调查员时，应尽量挑选身体健康、熟悉当地情况的人员，并对其进行安全和心理适应方面的培训。在实地调查过程中，要安排好调查路线，在保证调查质量的同时，也要充分保证调查员的人身安全和数据及时传递。这些都是灾后需求评估实施中需要特别注意的环节。

第三，需求评估的时效性。由于受灾后现场工作条件所限，因此，应多采取灵活、机动的方式保证时效性。一旦错过应急反应期，所形成的报告意义相对不大。

第四，原始资料质量参差不齐。假如分析缺乏针对性和准确性，不能指导甚至误导救援工作，这样的报告还不如没有。因此，需要有相应评估能力的队伍使用具有适用性和科学性的方法进行评估。

第五，只对重灾区进行评估，忽略了灾难影响地区的整体情况。这样的评估有两个后果：一是可能以偏概全，以局部代替整体，夸大灾难程度；二是可能形成偏倚较大的报告，误算死亡率等重要基础信息。偏倚是灾难需求迅速评估面临最大的问题之一。

第六，样本量小且没有遵循随机化抽样。样本量小且没有遵循随机化抽样原则，评估结果不能反映灾区的整体实际情况。专家队伍应用随机抽样方法对部分灾难人群进行实地考察和评估，是获得切实的灾难相关资料，并总结出一般规律以应用到更广泛人群的必要手段。只有做到随机抽样，获得的信息才能代表整体情况。

第七，缺乏社区资料。大部分的研究只从医院和医疗点获得伤病信息，缺乏社区资料，没有因伤不能就医或未就医伤者的资料，从而导致缺失真正需要救援群体的资料。

思考题

1. 简述灾难需求评估的定义与分类。
2. 简述灾难需求评估的实施。
3. 简述灾难需求评估常见问题及应对策略。

第十章

灾难脆弱性分析

　　各种自然灾难或人为事件是经常发生和难以避免的，人类社会始终存在着各种各样的危险。由于不同地区和人群对各类灾难的脆弱性和准备能力不同，其影响也不同，在同样的致灾强度下，灾情随脆弱性的增加而扩大。若充分预防和准备，一场重大灾难中可能遭受很少的损失，而没有准备或准备不充分则可能损失巨大。

第一节 概述

一、定义

1. 脆弱性（vulnerability）及灾难脆弱性（hazard vulnerability） "vulnerability" 一词来自拉丁文 "vulnerate"，是 "可能受伤" 之意，最早出现于 20 世纪 60 年代末对自然灾害的研究，即：通过灾害发生的可能性及其影响来辨识和预测脆弱群体的危险区域。20 世纪 70 年代，英国学者把 "vulnerability" 的概念引进到自然灾害研究领域，指出脆弱性是风险、敏感性、适应性和恢复力等概念的集合，包括：暴露于不利影响或遭受损害的可能性；遭受不利影响损害或威胁的程度；承受不利影响的能力等。1976 年，奥基夫等人在《自然》杂志上发表了一篇题为《排除自然灾害的 "自然" 观念》的论文，指出自然灾害不仅仅是 "天灾"，由社会经济条件决定的人群脆弱性才是造成自然灾害的真正原因。在 2009 年，修订的国际减灾战略将脆弱性定义为："社区、系统或资产易于受到某种致灾因子损害的性质和处境"。随后，红十字会与红新月会国际联合会在此基础上进一步加以完善，把这一概念扩大到包含人为灾害的所有灾害，定义为：关于预测、处置、抵御和从自然或人为灾害影响中恢复过来的能力的个人或团体性质。随着脆弱性内涵不断扩展和外延，其应用范围越加广泛，在救援医学领域也已成为一个专有名词。目前认可较一致的概念是：脆弱性是指对危险暴露程度及其易感性（susceptibility）和抗逆力（resilience）尺度的考量。换句话讲，就是面对灾难时，自身存在较易遭受伤害和损失的因素。

灾难脆弱性是指一个特定的系统、次系统或系统的成分，由于暴露在灾难、压力或扰动下而可能处于的危险状态。所谓系统、次系统或系统的成分可能是一个地区、社群、社区、生态系统或个人等。灾难脆弱性的研究主体是承灾体、致灾因子和孕灾环境，这三者也是突发事件形成机制的主体要素，其概念也是脆弱性研究的基础概念。其中，承灾体是指直接受到灾难伤害的人类社会主体，包括人类和社会的各个方面。致灾因子是指在孕灾环境中产生的能够对人类生命、财产或各种活动造成不利影响，并达到造成灾难程度的罕见或极端事件。孕灾环境是指由大气圈、水圈、岩石圈、生物圈和人类社会圈，按照特定形式组合成的综合地球表层环境。但目前对灾难脆弱性及相关概念的界定，学术界研究进度不一，尽管许多概念的相关研究成果显著且已经运用到实际减灾工作中，但尚需进一步的探索与研究。

2. 灾难脆弱性分析（hazard vulnerability analysis，HVA）　灾难脆弱性分析是指通过查找和确定易受灾难侵袭的方面，判定灾难类型和影响程度，并评估人们对灾难的抵御能力及可能造成的生命、财产或经济损失，识别薄弱环节，制定并采取预防和应对措施，从而减少风险和损失。灾难脆弱性分析的用途是确定哪些地区和哪部分人群面临什么灾难危险，需要在灾难准备阶段和减灾工作中弥补不足并降低这种风险，同时为评估灾后重建恢复提供基础数据。灾难脆弱性分析能极大地帮助应急救援决策者确定灾难威胁程度和种类、应对灾难的预算与合理高效的资源分配方案等。

二、灾难脆弱性分析内容

灾难事件的增多迫使各个领域面对其应急准备系统的脆弱性，并开始采用更好的做法来提高其应对灾难的能力，尤其是医院。灾难发生后，各级医院是大量伤病员的集聚地，会使医疗负担在短时间激增，形成严重的超负荷状态。医院灾难脆弱性分析是评估和预防灾难事件的重要工具，有助于将灾难救援、灾后处置提前至早期预警和灾前预防。本书将以医院灾难脆弱性分析为例，介绍灾难脆弱性分析。

1. 医院灾难脆弱性定义及意义　医院灾难脆弱性是指对各级医院受到某种潜在灾难影响的可能性、应对灾难的承受能力和灾难救援方面的综合能力进行系统评估，其评价指标主要包括医院受到各种潜在风险影响的可能性、灾害影响的严重性和应对能力。可能性指确定事件发生的概率，可以参考以往的历史数据、有关机构的统计数据、专家评价、上级应急预案的要求等；损失严重性包括对人员、财物等方面综合性损失严重性的评估；应对能力是指医院应对突发事件时的综合能力。

对医院实施灾难脆弱性分析，可以帮助医院管理者全面了解医院应急反应管理的能力和水平，发现医院面对的潜在突发灾害性事件，确认哪些是需要优先应对的灾害性事件，哪些灾害性事件会影响到医院的正常运营，明确开展医院应急管理工作的方向和重点领域，进而针对发现的潜在灾害性事件制定相应的预案来应对，以确保医院功能的正常发挥。目前，对医院灾难脆弱性的研究主要分为三类：第一类是从文字层面论述某一灾难发生时的应急措施，运用 PDCA 管理方法针对发生的灾害事故进行总结与改进；第二类是采用问卷调查、专家打分等方式进行简单统计与评价；第三类是运用定量分析方法进行综合评估，但这一类研究主要集中在 Kaiser 模型的运用。

2. 医院灾难脆弱性分析内容　按照脆弱性来源分类，可将医院灾难事件分为自然灾害事件、突发公共卫生事件、突发公共事件和院内技术事故灾难四类。当进行医院灾难脆弱性分析时，需从医疗服务能力、物资储备、医务人员和组织能力等多方面入手，但其重点应放在对医务人员能力，医学救援程序和计划，以及医院应急医疗物资储备等关键要素方面。此外，还应考虑不同性质和不同程度的灾难对医院产生的不同影响，灾难伴发的继发性伤害，如地震后的火灾、水灾后的触电事故，以及医院本身受损无法对灾民进行及时有效的救治并由此带来的伦理和法律纠纷等。

医院应对灾难的脆弱性评价具体实施过程中，需由熟悉脆弱性分析的专家领衔的团队进行。该团队由应急管理、安全部门、负责设备保障部门、医疗一线人员、后勤部门、医院管理人员和财务部门等多部门的代表组成。此外，来自社区的应急管理人员、消防、公安和其他管理人员也应参与进来提出宝贵意见。

评估团队应首先应用"头脑风暴法"，确定各种灾难对社区和医院可能造成的伤害，包括自然灾难（地震、洪灾、雪灾和风灾等）、事故灾难（断电、火灾等）、公共卫生事件（食物中毒等）和社会安全事件（恐怖袭击事件等），及其对医院正常医疗秩序和救治能力造成的影响。结合卫生行政部门的灾难历史记录，确定当地各种突发灾难的可能性，评估各种灾难对医院结构和功能损害的程度。根据灾难对医院本身和医学救治功能损害的危险性，确定医院在应对突发群体伤害应急救援能力方面存在哪些不足，并提出有效改良措施。

3. 医院灾难脆弱性评价工具　Kaiser 模型是美国的一些应急管理部门和研究机构开发的一种适用于医疗机构的脆弱性分析工具。它采用 Excel 表格的形式按照评分标准，经过灾难脆弱性分析专家委员会的排查分析，将医院灾难归为自然灾害类、技术灾害类、人员伤害类、危险品类等 4 大类作为一级指标，并分别列出了各类灾难所包含的灾难名称，包括地震、电力故障、医院感染暴发等 27 种风险事件作为二级指标（表 10-1）。

结合 Kaiser 模型确定灾难脆弱性分析调查表，能够将风险值量化，并且由关键知情人就风险事件发生的可能性和严重性进行评价。其中，严重

性包括人员影响、财产影响、服务影响、准备工作、内部响应、外部响应
6 个方面（表 10-2）。人员影响包括可能造成的工作人员、患者与来访者的
伤亡，伤者的预后，情感和心理的影响等；财产影响需考虑计算更新的费
用，建立临时替代设施的费用，维修的费用和恢复正常所需要的时间等；服
务影响包括正常工作的延迟或中断、关键物资供应的中断、外部服务的中
断、职员的减员、不能遵守规定的情况、可能的法律纠纷、公共声誉和形象
的损失等；准备工作包括制定应急预案，举办应急演练和必要的培训，考虑
应急物资、应急支援等；内部响应需考虑到做出有效反应所需要的时间、物
资种类和数量、工作人员的相关技能、后备机制、上一级应急预案的要求
等；外部响应要求考虑国家和本地的应急反应能力、其他单位的援助能力、
社区志愿者的情况、与物资供应机构签订的应急供应计划或合同的情况等。

表 10-1 医院灾难脆弱性来源及分类

一级指标	二级指标
自然灾难类	地震、暴雨洪涝、高温、冰冻等
技术灾难类	院内火灾、信息系统故障、电力故障、供排水故障、电梯故障、通信故障、医用气体故障、医疗设备短缺、医院感染暴发、实验室生物安全事件、输血不良事件等
人员伤害类	重大医患纠纷、患者院内自杀、患者院内跌倒、院内车祸、院内恐怖袭击、院内传染病传播、患者转运不良事件、食物中毒、职工群体事件、重大药物不良反应等
危险品类	院内危险化学品泄漏（含被盗）、院内放射性物质泄漏（含被盗）等

表 10-2 Kaiser 模型脆弱性分析表

项目	风险事件	发生的可能性	严重性						相对风险/%	相对风险排序
			人员伤亡	财产损失	服务影响	应急准备	内部反应	外部反应		
自然灾害										
技术事故										
人员伤害										
危险物质										

第二节   灾难脆弱性分析常用方法

脆弱性评价是脆弱性研究的重要内容。在脆弱性程度的定量评价过程中借鉴了许多生态环境、气候变化和自然灾害等多个领域的研究方法。目前，灾难脆弱性评价尚未形成统一的评估模式，从当前已有研究发现，常用的方法主要分为定性方法（如文献研究法、头脑风暴法、德尔菲法、访谈法和根本原因追溯法等）和定量方法（如综合指数法、函数模型法、空间多准则评估法、脆弱性曲线评估法等）。随着计算机技术的发展，灾难脆弱性分析的方法也在不断丰富多样。这些方法各有利弊，需要根据不同的研究目的和内容选择适当的评价方法。

一、定性方法

1. 文献研究法   文献研究法是指对文献资料的检索、收集、鉴别、整理、分析，形成事实科学认识的方法。文献研究法所要解决的主要是如何在浩如烟海的文献资料中选取适用于课题的资料，并对这些资料做出恰当的分析，归纳出有关问题。所以，文献研究法不仅仅指资料收集，更加侧重对这些资料的分析。

开展文献研究，首先要通过一定的调研确定研究课题，之后根据所选课题锁定所需参考的文献范围，进行检索。在过程中，要始终围绕研究目的，对文献进行阅读、整理，最后归纳总结，以了解灾难脆弱性分析的现状和所需评估的内容。

2. 头脑风暴法   头脑风暴法是用来确定问题、诊断问题、提出解决问题可能的方法，并确定哪一个方法最有效。采用头脑风暴法进行危害识别时，需要多部门、多学科的参与。参与者应当对调查对象有比较深入的了解，具备相关专业知识，对本地区常见的危害及其特点有比较深入的了解。必要时应当向有关的专业部门或相关领域的专家进行咨询。

头脑风暴小组中的成员有三种角色，分别是领导者、记录者和小组成员。其中，领导者必须是一位善于聆听的人。在头脑风暴前，需要对头脑风暴的原因进行精炼阐述，准备热身活动。在头脑风暴过程中，需要提醒成员注意头脑风暴的基本规则，调节气氛。记录者需要清楚记录每一个想法，并保证所有人可以清楚看到。另外，记录者与领导者可以是同一个人。每一个头脑风暴小组内的人数应在 5~10 人之间，理想人数一般是 6~7 人。若参与者中有曾经参与过要讨论的主题人，效果会更好。

头脑风暴过程中，首先是问题陈述，问题一定要具体，使参与者明确头脑风暴的目的，且要有足够的开放性，使参与者能够创新思维。但要注意，陈述时要避免偏见；之后是活动环境的设置，要有合适的地点和记录方法，还要创造舒适的环境。头脑风暴步骤包括介绍、热身、头脑风暴提出想法和处理想法，得出最佳方案。

头脑风暴法的基本原则包括：

（1）开放性：在头脑风暴中不存在错误的答案，所有的想法都是被欢迎的，而且也不能对想法有任何评价，避免有些成员因害怕被评价或者与其他人不同观点而未将真实评价说出来。并且有可能最初看起来愚蠢的想法，可能在后来被证明很好或者能引起其他很好的想法。

（2）创造性：参与者要本着"每一个观点都有其价值"的态度，包容新的、原创性的想法，充分利用其他人的想法，开拓思路。

3．德尔菲法　见本书第六章第二节。

4．访谈法　访谈法是指以口头交流的形式，调查者根据调查需要向访谈者提出相关问题，并根据回答收集材料，以此用于学术研究的方法。与文献研究法、数据分析法等的研究方式不同，访谈法的研究对象是"人"，整个研究工作都需要围绕着人进行，是一项直接从受众身上得到所需数据或结论，并作用于研究对象的方法。常见的访谈法主要有：面对面访谈、电话访谈、个别访谈、集体访谈等。

访谈法的研究内容与研究过程可由调查者实时掌控，具有灵活性，并且访谈所得的资料来源于受访者的表述，得到的访谈结果较为准确。此外，调查者还可以针对某一问题进行追问，以进行深层次研究。但访谈法常需要较高的成本，且易因受访者的个人经历、心理因素等的不同而影响最终结果。

访谈法的具体做法主要包括三个步骤：一是设计合适的提纲。提纲的内容应基于研究目的和内容、访谈对象信息等进行设计，以保证访谈的有效性。二是恰当地提问与回应。调查者的反应直接影响访谈的效果，若调查者只是一味追问，易使受访者感到压力，得到的结果也会不尽如人意，反之调查者缺少回应则会使访谈陷入僵局。因此，调查者应事先做好功课，以获取可靠的结果。三是及时记录信息。在访谈之前，调查者最好准备好录音或者录像设备对本次工作进行记录，以防遗漏信息。在访谈的过程中，要注意对重点的捕捉。

5. 根本原因追溯法　根本原因追溯法（root cause analysis，RCA）是一项结构化的问题处理法，用以逐步找出问题的根本原因并加以解决，而不是仅仅关注问题的表征。将专家访谈拟合出的高风险事件，利用根本原因追溯法找出导致灾害性事件高风险的原因，利用鱼骨图（图 10-1）表示出各原因与高风险事件之间的因果关系，针对发现的原因提出合理建议。

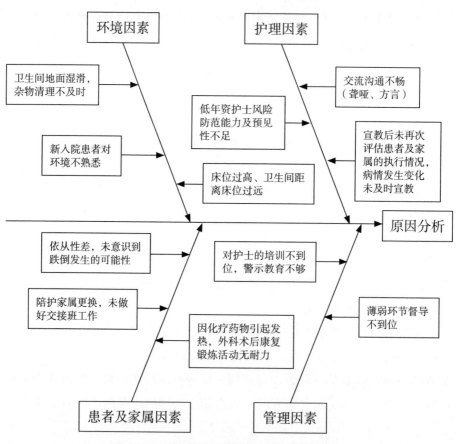

图 10-1　住院患者跌倒事件原因分析鱼骨图
（史云蔚，2022）

二、定量方法

1. 综合指数法　综合指数评估法是最早用于量化社会脆弱性的一种方法，也是最主要、运用最广的一种脆弱性评估方法。但其指标选取具有一定的主观性，且评估指标体系存在信息覆盖不全以及重叠等问题，权重赋值也存在争议。

该方法评估流程为：首先，基于选定的脆弱性概念模型，选择评估灾难脆弱性的指标，建立评估体系。在构建指标体系时，要遵循科学性、全面有针对、定性有定量、可行简明和代表性原则。

其次，对选取的指标数据进行不同方式的量化处理，量化处理方法包括因子分析，主成分分析，层次分析法，人工网络分析，多重因子分析、熵权法、模糊综合评价等。利用不同的方法确定各指标权重，最后将各指标综合叠加评估脆弱性。

层次分析法（analytic hierarchy process，AHP）是美国运筹学家 T.L. Saaty 于 20 世纪 70 年代初提出的一种定量与定性相结合的多目标决策分析方法，这种方法的优点是具有高度的逻辑性、系统性、简洁性和实用性，是一种通过逐层分解和比较来处理复杂问题的系统方法。

模糊综合评价方法是由美国控制论专家 L.A. Zadeh 提出的一种定量的科学评价方法。它在全面考虑和尽量简化评价基本因素的前提下，运用模糊数学方法进行推论和演算，将具有不同权重的各专家的评分结果综合成一个总评定值，形成一个综合性判断，然后对评价对象做出优劣程度的等级区分。其应用成功的关键是正确规定模糊评价的论域和合理构造模糊评价矩阵。采用模糊综合评价法，通过确定评价对象对评价集元素的隶属度，综合考虑系统的多种因素，从而在评价集中得出脆弱性评价结果。

2. 函数模型法　函数模型法根据对脆弱性的理解，将其分为几个基本构成要素，然后对各构成要素进行量化，按照各要素之间的相互关系，建立相应的函数模型进行评价。比如：我国学者分析震灾数据统计规律，得到震灾宏观人口脆弱性与暴露性和易损性成正比的关系，并以此建立了人口脆弱性模型。根据高温灾难人群健康脆弱性与高温和社会脆弱性的关系，讨论并划分了我国高温灾难脆弱性分区。

函数模型法明确了社会脆弱性构成要素及其相互作用关系，有利于解释脆弱性的成因及地区脆弱性之间的差异。但是由于对社会脆弱性及其构成要素尚未形成统一的认识，导致函数模型表现形式差异较大。

3．空间多准则评估法　空间多准则评估法可以将地理信息系统（geographic information system，GIS）和多准则评估相结合，较为清楚地识别脆弱性区域，为不同区域的灾难对策提供针对性的依据。但该方法在输入数据的选择上，存在一定的主观性。如，Hizbaron 等采用空间多准则评估法，以印度尼西亚某区域为例，综合地球物理、社会经济、人口统计、地震危险区等数据展开灾难脆弱性分析。

4．脆弱性曲线评估法　脆弱性曲线，又称灾损曲线，主要评估一系列灾种强度与各种承灾体受影响程度的关系，以承灾体为目标，进行分类，再针对分类选取样本进行实际调查，最终以表格或曲线的形式表示，为脆弱性评估提供了新思路。该方法能更精确地度量个体脆弱性，适用于区县、社区类的小尺度社会脆弱性评估，但不论是实地统计还是问卷调查，统计方式和调查模式直接影响脆弱性评估的精度，且成本高，不适宜在大尺度范围内推广和实施。

三、其他方法

随着计算机技术和 GIS 技术的发展，灾难脆弱性分析的方法也更加多元化。在建立的安全系统脆弱性的系统动力学仿真模型中，通过每次改变一个脆弱性因素，查看整个系统安全脆弱性的变化，在调整过所有脆弱性因素后得出不同脆弱性因素变化对系统脆弱性的影响，进而确定出系统脆弱性的各因素重要性。另外，情景分析法基于关键假设，通过严密的描述和推理对可能发生的灾难情景进行模拟，以评估和预测设定情景下可能产生的灾情。采用情景分析法研究脆弱性的基本操作步骤为：确定情景主题；分析系统驱动力；构建情景逻辑框架；遴选表征系统的关键因素；结合交叉影响分析方法详细展开情景；解释各情景含义并作比较。

第三节　灾难脆弱性分析研究设计

展开灾难脆弱性分析需要周密、严谨的实施步骤，采用系统方法对各种潜在危害加以识别，对风险进行评估，确定应对重点，并提出应对建议，以提高应急反应处置能力。但研究设计并不总是完美的，需要在研究过程中不断提出问题并加以改进。

一、步骤

HVA 是灾难应急管理中无法分割的一部分，不是完全独立的工具，其具体步骤尚无统一定论，一说可参考失效模式与效应分析，另一说至少要有危害识别、风险评估、分类排序和综合分析这 4 大核心步骤。综合以上两种说法和相关学者所提建议，灾难脆弱性分析可总结为 6 个步骤：背景描述、危害识别、风险评估、分类排序、综合分析和提出建议。

1. 背景描述　灾难脆弱性分析的背景描述需要阐明四个方面：一是调查对象的基本情况，二是管理和组织关系，三是应急反应职责，四是现状与目标。其中，所有的调查内容都需要紧密结合所在辖区的基本情况、组织管理关系和该地区有关的应急反应方针、政策、法规等。

2. 危害识别　危害识别的主要目的是收集所有潜在可能会影响承灾体的风险信息。在确定潜在风险时要尽可能广泛、全面。收集信息采用的方法常包括头脑风暴法、德尔菲法、资料收集法、小组讨论法等；途径包括文献查阅、政府部门的研究分析报告、向有关机构和组织的代表或专家咨询、查阅相关单位的档案、记录检索报纸的有关报道、学术团体和大学的研究论文等。在收集与灾难相关的信息时，应包括：①灾难的信息：灾难发生的频率、强度、空间范围、持续时间、季节性以及是否与特殊的地貌或设施相关、有无特异性的前兆等；②灾难所致影响的信息：受影响的人数、死亡率、发生的疾病和创伤等；③除了考虑直接的影响之外，还要考虑间接影响，如因灾难所致的生产力损失降低等。

3. 风险评估　风险评估是灾难脆弱性分析过程中最为关键的步骤。其目的是对风险识别所收集到的信息加以概括和总结，然后根据灾难发生的可能性、后果的严重程度以及目前的应急准备情况确定风险的大小。由于风险评估是将危害的信息、数据以及主观评价加以分类、分级、量化，从而得出简要结论的过程，除了要求它的结果准确、可靠之外，其方法还应当简单易行。

4. 分类排序　对风险评估得出的结果进行分类排序的目的是明确承灾

体面临的主要灾难事件及灾难风险和优先应对的顺序，从而为管理者的决策提供参考。需要注意的是，任何灾难事件的分类都不是绝对的，有些事件是多种灾难的重叠。对于相对风险的排序结果，应当意识到，有时两个数字的不同并不能反映本质的区别。有的危害事件虽然相对风险较高，但未必是应对的重点。所以，在完成排序后，还需要结合实际情况，参考专家的意见进行调整。

5. 综合分析　此前的步骤已经对灾难事件的后果进行了分析。但它们是针对每个单独的灾难事件进行的，没有从总体上对所有灾难事件带来的影响加以分类和描述。综合分析虽然也是围绕着人员伤害、财产损失、服务影响三个方面进行，但经过分析、比较、归类，试图从总体上归纳出所有灾难事件对承灾体的影响。

6. 提出建议　经过风险识别、风险评估、分类排序和综合分析，对承灾体面临的灾难事件、风险程度、需要优先应对的顺序，以及应急反应管理工作中的薄弱环节，已经有了一个比较清晰的了解。但脆弱性分析并没有到此完结，还需要针对面临的灾难和应急反应管理工作中的缺陷，提出改进工作的建议，供决策者参考。

二、常见问题及对策

1. 常见问题

（1）灾难相关信息收集不全面或不符合实际：由于对灾难的认识不足，研究过程中仅收集了之前已发生灾难的相关信息，而没有收集可能发生灾难的相关背景信息，或评估专家纳入不全，未考虑基层一线人员、其他领域专家等，导致灾难识别不够全面；还存在直接借鉴已发表文献或其他地区研究成果的现象，导致识别的灾难不符合实际。

（2）对灾难历史数据收集不充分：灾难脆弱性分析主要是对灾难相关历史数据进行评估，但不少机构在进行风险评估前没有收集灾难相关历史数据，导致灾难脆弱性分析的结果存在较大主观性。或者是收集了部分灾难历史数据，但收集的资料不够全面、精确，使灾难脆弱性结果的精确性下降。主要包括以下几个方面：一是收集的灾难资料深度不够，仅收集了典型案例，没有对近 3 年或近 5 年的历史数据进行全面收集；二是收集的灾难资料宽度不够，未纳入同一区域内其他地区发生的灾难资料，也没有纳入所在区域的应急管理数据、气象数据等；三是收集的灾难资料精度不够，没有将灾难造成损害的相关资料（人员损害、财产损失等）收集完整，或相关资料之前没有保存，造成灾难风险评估和分析难度增加。

（3）灾难风险评估较主观：风险评估是脆弱性分析最为关键的步骤之一，其结果的准确性、可靠性不仅关系到脆弱性分析质量，而且关系到应急管理者能否依据脆弱性分析结果做出正确决策。灾难风险评估的主观性主要来源于以下几个方面：

1）评估人员选取不当。脆弱性分析评估人员常存在对灾难不熟悉、不了解实际的情况。不少机构或单位选取的评估人员为领导层和中层干部，一线人员较少，对灾难的具体情况不完全清楚；部分研究选用问卷调查开展，之后综合受灾地区大部分人员的平均分进行风险评估，但多数人员对全部灾难实际情况并不了解，也没有得到历史数据，导致评估具有一定的主观性。

2）风险评估标准不一致。因为标准不统一，不同的评估人员认定就不一致，因此，大部分研究得出的各类灾难可能性和严重性的得分存在一定差异。

3）主要灾难认定标准不一致。脆弱性分析的目的是确定易受灾地区一段时间内应对的主要灾难，并制定应急预案，采取改进措施，降低灾难发生概率和风险。但因缺乏具体标准，通常选取结果的前 10 位灾难作为主要灾难。若选取的主要灾难过多且排名靠后的灾难实际风险系数并不高，相关部门对之实施重点改进有可能造成资源浪费；若选取的主要灾难偏少而导致风险系数偏高的灾难没有纳入，相关部门没有对其进行关注，则会给政府和相关部门造成较大风险。

2．对策

（1）加强灾难脆弱性理论知识培训。目前，国家卫健委或相关部门并没有制定脆弱性分析的操作手册或标准，因此，政府机构、应急管理部门及其他相关部门在进行脆弱性分析时，应先对评估专家和其他参与人员进行全方位、分阶段的理论知识培训，使评估人员知晓脆弱性分析开展的意义、灾难的理论和概念、相关灾难发生的历史数据和如何进行脆弱性分析等，避免其因灾难和脆弱性分析相关知识不足导致主观臆断，以保证灾难脆弱性分析结果的准确性。

（2）建立多学科、多领域的风险评估专家小组。在进行灾难评估时，专家组成员不能仅限于灾难领域的人员，还需要邀请其他领域的专家，如流行病学、消防、警察、政府等应急管理人员，以获得更为客观的风险评估人员。

（3）全面、准确识别社区、人群、医院等面临的灾难。灾难的种类较为复杂多样，因此，在进行灾难脆弱性评估时，要综合考虑可能会发生的灾难及灾难类型。为了识别可能面临的灾难，有关部门可以先建立灾难事件库，尽可能收集所有相关信息。灾难事件信息收集来源包括：①根据历史资料，收集该地区发生过的灾难事件；②收集相似地区发生的灾难事件；③收集国外和国内已发表文献中的灾难事件；④参考其他风险评估文件里的灾难事件；⑤咨询所在辖区的应急、公安、气象、疾控等部门，了解当地主要应对的灾难事件。值得注意的是，有关部门在建立灾难事件库后，应再邀请相关专家认真思考，结合地区实际情况，调整灾难事件库。

（4）广泛搜集灾难历史数据，并定期更新风险评估。相关部门可以将确定后的灾难事件分工给相应职能部门，以确保评估人员对相关灾难熟悉并了解。相关职能部门在此基础上仔细搜集灾难历史数据，包括灾难的发生频次、造成的影响、目前处理措施、目前风险点等，并向辖区相关部门咨询相关历史数据。灾难脆弱性分析不是一劳永逸的，有关部门应根据实际情况每2～3年进行一次风险评估，随时调整应对重点。

（5）确立风险评估评分标准和主要灾难认定标准。为避免评分过于主观，有关部门应对相关评分标准进行细化。此外，为避免主观确定而造成灾难应对不足或应对过度的情况，有关部门应针对主要灾难的认定标准进行统一。如，可按照"二八法则"取总分最高分的80%，或取频率最高分和风险最高分的各80%，即总分最高分的64%作为选取标准。

（6）确保灾难脆弱性分析结果的运用。根据灾难脆弱性分析评估结果，重点加强对中、高风险事件的应急准备工作，包括修订应急预案、细化操作手册、技能培训、应急演练、应急物资储备、内外联动机制等各方面的具体工作。

💡 思考题

1. 简述医院灾难脆弱性评价常用工具。
2. 介绍几种用于灾难脆弱性分析的方法。
3. 在灾难脆弱性分析中，常见的问题有哪些？该如何解决？

参考文献

[1] LIU T, LIU X, LI Y, LIU S AND CAO C. Evolving trends and research hotspots in disaster epidemiology from 1985 to 2020: a bibliometric analysis[J]. Front. Public Health, 2021.

[2] ROTHMAN KJ, GREENLAND S, LASH TL. Modern Epidemiology[M]. 3rd ed. Philadelphia: Lippincott Williams & Wilkins, 2008.

[3] BROWNSON RC, PETITT DB. Applied Epidemiology: Theory to practice[M]. 2nd ed New York Oxford University Press, 2006.

[4] WOODWARD M. Epidemiology: Study Design and Data Analysis[M]. 3rd ed. Dunbeath, Caithness, Scotland: Whittles Publishing, 2013.

[5] KATZ MH. Multivariable analysis: A practical guide for clinicians[M]. 3rd ed. Cambridge: Cambridge University Press, 2011.

[6] PAGE RM, COLE GE, TIMMRECK TC. Basic epidemiological methods and biostatistics: A practical guidebook[M]. Sudbury, MA: Jones and Bartlett Publishers, 1999.

[7] BHOPAL RS. Concepts of epidemiology: Intergrating ideas, theories, principles, and methods of epidemiology[M]. 3rd ed. New York: Oxford University Press, 2016.

[8] DAVIDSON GH, HAMLAT CA, RIVARA FP, et al. Long-term survival of adult trauma patients[J]. JAMA, 2011, 305(10): 1001-1007.

[9] COMBS DL, QUENEMOEN LE, PARRISH RG, DAVIS JH. Assessing disaster-attributed mortality: Development and application of a definition and classification matrix[J]. Intl J Epidemiol, 1999. 28(6): 1124-1129.

[10] NORTH GB, BRINTON EK, BROWNE MG, et al. Hydraulic conductance, resistance, and resilience: how leaves of a tropical epiphyte respond to drought[J]. Am J Bot, 2019, 106 (7): 943-957.

[11] MORIN VM, AHMAD MM, WARNITCHAI P. Vulnerability to typhoon hazards in the coastal informal settlements of Metro Manila, the Philippines[J]. Disasters, 2016, 40 (4): 693-719.

[12] OCHI S, KATO S, KOBAYASHI K, et al. Disaster vulnerability of

hospitals: a nationwide surveillance in Japan[J]. Disaster Med Public Health Prep, 2015, 9 (6): 614-618.

[13] 谭红专. 灾害流行病学的研究进展与发展趋势 [J]. 疾病控制杂志, 2006, 10（4）: 395-400.

[14] 曹广文. 灾难流行病学在灾难预防, 应急救援和灾后防疫中的核心作用 [J]. 上海预防医学, 2015, 27（5）: 233-237.

[15] 王声湧. 灾害流行病学进展和中国紧急卫生防疫救援体系建设展望 [J]. 中华流行病学杂志, 2011, 10: 961-963.

[16] 刘中民. 灾难医学 [M]. 北京: 人民卫生出版社, 2014.

[17] 刘中民. 灾难医学 [M]. 2 版. 北京: 人民卫生出版社, 2021.

[18] 侯世科, 樊毫军. 中国灾难医学高级教程 [M]. 武汉: 华中科技大学出版社, 2019.

[19] Sten Lennquist 著, 郑静晨译. 实用灾害救援医学教程 [M]. 北京: 北京大学医学出版社, 2020.

[20] 詹思延. 临床流行病学 [M]. 2 版. 北京: 人民卫生出版社, 2019.

[21] 吴群红, 杨维中. 卫生应急管理 [M]. 北京: 人民卫生出版社, 2013.

[22] 詹思延. 流行病学研究实例 [M]. 北京: 人民卫生出版社, 2021.

[23] 赵仲堂. 流行病学研究方法与应用 [M]. 2 版. 北京: 科学出版社, 2005.

[24] 李立明. 现代流行病学 [M]. 3 版. 北京: 人民卫生出版社, 2021.

[25] 胡良平. 科研课题的研究设计与统计分析 [M]. 北京: 军事医学科学出版社, 2010.

[26] 王素萍. 流行病学 [M]. 3 版. 北京: 中国协和医科大学出版社, 2017.

[27] 谭红专. 现代流行病学 [M]. 2 版. 北京: 人民卫生出版社, 2018.

[28] 刘世炜. 流行病学实践与研究相关的伦理学视角与思考 [J]. 医学与哲学（人文社会医学版）, 2008, 29（4）: 54-56.

[29] 张晓方. 流行病学研究中常见的伦理学问题 [J]. 中国医学伦理学, 2006, 19（5）: 108-109.

[30] 杨土保, 张继海. 流行病学研究方法的伦理学研究 [J]. 实用预防医学, 2002, 9（6）: 669-671.

[31] 黄楷森, 何顶秀, 陈茂. 地震与心血管疾病关系的研究现状和机制 [J]. 心血管康复医学杂志, 2013, 22（4）: 422-425.

[32] 苗鑫蕾，张翔，孟群. 沙利文法中健康期望寿命的测算指标 [J]. 中国卫生统计，2019，36（6）：906-908.

[33] 詹思延. 流行病学 [M]. 8 版. 北京：人民卫生出版社，2017.

[34] 王家良. 临床流行病学：临床科研设计、测量与评价 [M]. 5 版. 上海：上海科学技术出版社，2021.

[35] 王心怡，吴晨，林君芬. 公共卫生监测主要技术和方法 [J]. 浙江预防医学，2014，26（1）：49-53.

[36] 胡学锋，吴海磊，漆少廷，等. 症状监测预警指标体系概述 [J]. 中国国境卫生检疫杂志，2012，35（3）：212-216.

[37] 王滨有. 第一讲　流行病学研究资料的来源与收集 [J]. 中国地方病学杂志，2004（1）：98-99.

[38] 张培影，胡广禄，杨城，等. 院前急救系统的设计与应用 [J]. 中国医院建筑与装备，2014（2）：101-103.

[39] 侯李萍，陈敏. 临床一体化电子病历系统研究 [J]. 中国医院管理，2021，41（4）：83-84+88.

[40] 唐鸿，李大斌. 公共卫生监测的历史起源、概念与目的 [J]. 预防医学情报杂志，1995，3：159-162.

[41] 马家奇，朱忠良，徐勇，等. 基于 B/S 方式的突发公共卫生事件报告管理系统 [J]. 中国公共卫生管理，2003，6：498-501.

[42] 刘冬云，郭青，张春曦. 国家救灾防病报告管理系统 [J]. 中国公共卫生管理，2003，6：496-498.

[43] 李克莉，冯子健. 突发公共卫生事件及其监测系统 [J]. 疾病监测，2007（4）：282-284.

[44] 房元圣，武洁雯，纪瀚然，等. 2021 年 12 月全球新型冠状病毒肺炎疫情风险评估 [J]. 疾病监测，2022，37（1）：12-16.

[45] 吴自辉，涂文校，冯晔囡，等. 2021 年 9 月中国大陆需关注的突发公共卫生事件风险评估 [J]. 疾病监测，2021，36（9）：859-863.

[46] 庞星火，刘秀颖，高婷，等. 2008 年北京奥运会重大公共卫生事件风险评价方法的研究 [J]. 首都公共卫生，2009，3（2）：52-58.

[47] 邓瑛，王琦琦，松凯，等. 突发公共卫生事件风险评估研究进展 [J]. 中国预防医学杂志，2011，12（3）：292-294.

[48] 刘晓青，何晓军，廖一静，等. 浅析快速卫生需求评估在救灾防病中

的必要性 [J]. 现代预防医学，2011，38（24）：5088-5090.

[49] 魏吉利，白文辉，卢颖，等. 张红梅突发公共卫生事件中社区应急准备能力评价研究进展 [J]. 中国全科医学，2022，25（31）：3960-3964.

[50] 侯世科，樊毫军. 灾难医学 管理篇 [M]. 北京：人民卫生出版社，2017.

[51] 郑双江，徐玲. 医院灾害脆弱性分析存在问题与对策建议 [J]. 中国卫生质量管理，2021，28（3）：69-71.

[52] 张燕，高玉明，王伟. 医院灾害脆弱性分析 [J]. 中国卫生产业，2016，13（15）：31-33.

[53] 史云蔚，彭飞，沈谢冬，等. 鱼骨图原因分析法联合 SHEL 模式在住院患者跌倒事件中的应用 [J]. 海军医学杂志，2022，43（8）：828-831.

英中文名词对照

36-Item Short-Form, SF-36 健康状况调查问卷

A

active surveillance 主动监测

adjusted death rate 调整死亡率

aggregated measure 组合测量

analysis set 分析数据集

analytic hierarchy process, AHP 层次分析法

analytical study 分析性研究

Armed Services Trauma Rehabilitation Outcome Study, ADVANCE 武装部队创伤
　　康复结果研究

association 关联

attack rate 罹患率

attributable fraction, AF 归因分值

attributable risk percent, AR% 归因危险度百分比

attributable risk, AR 归因危险度

B

basic activities of daily living, BADL 基本日常生活活动

big data, mega data 大数据

biobank 生物银行

Browser/Server, B/S 浏览器 / 服务器

C

Cardiac Arrest Registry to Enhance Survival, CARES 心搏骤停提高存活率登记

case fatality rate/case mortality rate 病死率

case reports 个案病例报告

case series 病例系列

case-based surveillance 以案例为基础的监测

categorical variable 分类变量

causal odds ratio 病因比值比

causal rate ratio 病因率比

census 普查

centers for disease control and prevention, CDC 疾病预防控制中心

Centre for Research on the Epidemiology of Disasters, CRED 灾难流行病学研究中心

Children's Hospital Injury Research and Prevention Project（CHIRPP）database 儿童医院损伤研究与预防项目数据库

Colorado Traumatic Brain Injury Database 科罗拉多州创伤性脑损伤数据库

Community Assessment for Public Health Emergency Response, CASPER 社区公共卫生应急评估

community trial 社区试验

competency 能力

compliance 依从性

conceptual model 概念模型

continuous variable 连续型变量

coordinating center 协作中心

Cornell medical index, CMI 康奈尔医学指数

Corona Virus Disease 2019, COVID-19 新型冠状病毒感染

crude death rate 粗死亡率

cumulative death, CD 累积死亡率

cumulative incidence, CI 累积发病率

D

damage to healthcare system 卫生保障系统的损害

data mining, DM 数据挖掘

Delphi 德尔菲

descriptive study　描述性研究

Diabetes Control and Complications Trial, CCT　糖尿病患者生存质量测量量表

disability adjusted life year, DALY　伤残调整生命年

disability-free life expectancy, DFLE　无残疾期望寿命

disaster　灾难 / 灾害

disaster epidemiology　灾难流行病学

disaster ethic　灾难伦理学

disaster medical surge　灾难性医疗需求激增

disaster medicine　灾难医学

disaster medicine rescue　灾难医学救援

Disaster needs assessment　灾难需求评估

disaster risk investigation　灾难风险调查

disaster surveillance　灾难监测

discrete variable　离散型变量

E

economic feasibility　经费可行性

effect　效应

effect estimation　效应估计

effect indicator　效应指标

effective life years　有效生命年

efficacy　效力

Electronic Death Registration System, EDRS　电子死亡登记系统

emergency competency　卫生应急队伍能力

emergency events　突发事件

Emergency Events Database, EM-DAT　紧急灾难数据库

emergency literacy　应急素养

emergency medical teams, EMTs　卫生应急队伍

emergency plan　应急预案

epidemiology　流行病学

etiologic fraction, EF　病因分值

EuroFlu 欧洲流感网络

European Commission Joint Research Centre 欧盟委员会联合研究中心

European Registry of Cardiac Arrest, EuReCa 欧洲心搏骤停登记处

event-based surveillance 基于事件的监测

excess mortality rate 超额死亡率

excess risk 超额危险度

experimental study 实验性研究

exposure 暴露

exposure factors 暴露因素

extreme value 极端值

Eysenck personality questionnaire, EPQ 艾森克人格问卷

F

field center 现场中心

field trail 现场试验

full analysis set, FAS 全分析数据集

G

Genitourinary Trauma Database 泌尿生殖器创伤数据库

Geographic Information System, GIS 地理信息系统

Global Burden of Disease Study, GBD 全球疾病负担研究

Global Burden of Disease, GBD 全球疾病负担数据库

Global Disaster Alert and Coordination System, GDACS 全球警报及协调系统

Global Emerging Infectiou Surveillance and Response System, DoD-GEIs 全球新发
　　传染病监测与反应系统

Global Public Health Intelligence Network, GPHIN 全球公共健康情报网

H

Hamilton Depression Scale, HAMD 汉密尔顿抑郁量表

hazard vulnerability 灾难脆弱性

hazard vulnerability analysis, HVA 灾难脆弱性分析

hazard vulnerability assessment, HVA 灾难脆弱性分析

health emergency plan 卫生应急预案

health life years, HeaLY 健康寿命年

health related quality of life, HR-QOL 健康相关的生命质量

Health Map 健康地图

heterogeneity 异质

hospital-based surveillance 以医院为基础的监测

I

impact 影响

incidence density, ID 发病密度

incidence rate 发病率

incidence ratio, IR 粗发病率比

indicator-based surveillance 基于指标的监测

infection rate 感染率

informed consent 知情同意书

instrumental activities of daily living, IADL 工具性生活活动能力

intention to treat set, ITS 意向性分析数据集

international classification of diseases, ICD 国际疾病分类

International Classification of Impairment, Disability and Handicap, ICIDH 国际损伤、伤残及缺陷分类

international emergency medical teams, I-EMTs 国际卫生应急队伍

international guidelines for ethical review of epidemiological studies 流行病学研究中伦理学审查的国际标准

international network on health expectancy and the disability process, REVES 健康寿命（和残障过程）国际网络

intrinsically population-integral measure 群体水平的固有暴露

introducing rate 引入率

K

Kailuan Study 开滦研究

L

laboratory-based surveillance 以实验室为基础的监测

M

Major Trauma Outcome Study, MTOS 严重创伤结局研究数据库

man-made disaster 人为灾难

medical ethics 医学伦理学

medical surge 医疗需求激增

Minnesota Multiphasic Personality Inventory, MMPI 明尼苏达多相人格量表

missing value 缺失值

morbidity 病残率

mortality rate 死亡率

mortality ratio 死亡比

N

national emergency medical teams, N-EMTs 国家卫生应急队伍

National Injury Surveillance System, NISS 全国伤害监测系统

National Institute for Disability and Rehabilitation Research TBI Model Systems
    Database 残疾和康复国立研究所创伤性脑损伤数据库

National Pediatric Trauma Registry Database, NPTR 国家儿科创伤登记数据库

National Trauma Database, NTDB 国家创伤数据库

natural disaster 自然灾害

Neurosurgical Database of Department of Surgery, Baylor College of Medicine,
    Houston 休斯顿贝勒医学院神经外科数据库

non-collapsibility 平均性

non-governmental organization, NGO 非政府组织

Nottingham health profile, NEP 诺丁汉健康调查表

null 无效

Nuremberg code directive for humanexperimentation 纽伦堡法典

O

observational study 观察性研究

occurrence 发生

odds 比值

odds ratio, OR 比值比

operational feasibility 操作可行性

ordinal variable 等级变量

outbreak survey 暴发调查

out-of-hospital cardiac arrest, OHCA 院外心搏骤停

P

Pan-Asian Resuscitation Outcomes Registry, PAROS 泛亚洲复苏结局登记处

passive surveillance 被动监测

Peditrie Surgery Database of the Royal Victoria Hospital 儿童外科数据库

Pennsylvania Trauma Outcome Study Database 宾夕法尼亚创伤结局研究数据库

per protocol set, PPS 符合方案数据集

person-time, PT 人时

person-years 人年

population attributable risk percent, PAR% 人群归因危险度百分比

population attributable risk, PAR 人群归因危险度

population-based surveillance 以人群为基础的监测

prevalence 存在

prevalence odds ratio, POR 粗患病比值比

prevalence odds, PO 粗患病比值

prevalence rate 患病率

prevention and preparedness 预防与准备

prevention trial 人群预防试验

probability 概率

probability proportional to size, PPS 比例概率抽样

proposal and publication committee 论文撰写与发表委员会

Psychosocial Stress Assessment Scale, PSAS 心理社会应激评定量表

public health emergency competency 卫生应急能力

Q

quality adjusted life year, QALY 质量调整生命年

questionnaire 调查问卷

R

randomized clinical trial 随机临床试验

rate ratio 率比

reactivity 反应性

recovery and reconstruction 恢复与重建

Red Cross and Red Crescent Societies 红新月联合会

relative excess rate 相对超额率

relative risk, RR 相对危险度

rerandomized controlled trial 随机对照试验

resilience 抗逆力

response and treatment 响应与处置

Resuscitation Outcomes Consortium, ROC 复苏结局联盟

risk 风险

risk ratio 危险比

root cause analysis，RCA 根本原因追溯法

routine report 常规报告

S

safety set　安全数据集

sample size　样本含量

sampling survey　抽样调查

schedule feasibility　时间进程可行性

secondary attack rate in-families　二代发病率

secondary attack rate, SAR　续发率

Self- Rating Depression Scale, SDS　抑郁自评量表

Self-Rated Health Measurement Scale, SRHMS　自测健康评定量表

Self-Rating Anxiety Scale, SAS　焦虑自评量表

sentinel surveillance　哨点监测

Sickness Impact Profile, SIP　疾病影响程度量表

Social Responsiveness Scale, SRS　社会反应量表

Social Support Questionnaire, SSQ　社会支持问卷

standardized mortality ratio, SMR　标准化死亡比

standardized proportional mortality ratio, SPMR　标化死亡比例比

steering committee　指导委员会

study participants/subjects　研究对象

survival rate　生存率

susceptibility　易感性

Symptom Checklist 90, SCL-90　症状自评量表

syndromic surveillance　症状监测

T

technical feasibility　技术可行性

the Australian Resuscitation Outcome Consortium, Aus-ROC　澳大利亚复苏结局
联盟

the council for international organizations of medical sciences, CIOMS　国际医学科
学组织理事会

the Function Living Index-Cancer, FLIC　癌症患者的生存质量特定量表

the pan American health organization, PAHO　泛美卫生组织

the United Nations Universal Declaration of Basic Humanrights　联合国人权宣言

Total Army Injury and Health Outcomes Database, TAIHOD　陆军损伤和健康结局
　数据库

treatment factors　处理因素

triglyceride glucose index, TyG　甘油三酯葡萄糖

U

United Nations Office for Disaster Risk Reduction, UNDRR　联合国减少灾害风险
　办公室

United Nations Office for the Coordination of Humanitarian Affairs, OCHA　联合国
　人道主义事务协调办公室

V

valid cases　有效病例

value　价值

variety　类型

velocity　速度快

veracity　真实性

volume　巨大

vulnerability　脆弱性

W

Weekly Epidemiological Record　疫情周报

working model　工作模型

World Health Organization quality of life-BREF, WHOQOL-BREF　世界卫生组织生
　存质量简表

World Health Organization, WHO　世界卫生组织

Y

years lived with disability, YLD 健康生命年

years of life lost, YLL 健康生命年

years of potential life lost, YPLL 潜在寿命损失年